AF879594

# NCCN Guidelines for Patients®

## La guía esencial para las personas que se enfrentan al cáncer.

## Basada en las recomendaciones para la atención de destacados expertos en oncología.

## Explica la atención oncológica de alta calidad que se brinda en centros oncológicos de vanguardia.

## Revisada y corregida todos los años.

¿Sabía que los principales centros oncológicos de los Estados Unidos colaboran para mejorar la atención oncológica? Esta alianza de los principales centros oncológicos se denomina National Comprehensive Cancer Network® (NCCN®).

Como la atención oncológica está en constante evolución, NCCN elabora y actualiza con frecuencia recomendaciones basadas en pruebas que utilizan los profesionales de atención médica de todo el mundo. Estas recomendaciones se conocen como NCCN Clinical Practice Guidelines in Oncology (NCCN Guidelines®).

En NCCN Guidelines for Patients, se explican de manera sencilla estas recomendaciones de los expertos, para que pueda hablar con su equipo de atención médica sobre la mejor atención para usted.

**NCCN Guidelines for Patients se basa en NCCN Guidelines® para el cáncer de huesos, versión 1.2026, 11 de septiembre de 2025.**

Ver NCCN Guidelines for Patients gratis en Internet: NCCN.org/patientguidelines

Buscar un centro oncológico de NCCN cerca de usted: NCCN.org/cancercenters

Conocer cómo se preparan las NCCN Guidelines for Patients: NCCN.org/patient-guidelines-process

**Comuníquese con nosotros**

@NCCNorg @NCCNVideo NCCN @NCCNorg

# Quiénes nos apoyan

NATIONAL COMPREHENSIVE CANCER NETWORK®
NCCN FOUNDATION
Guiding Treatment. Changing Lives.

## NCCN Guidelines for Patients cuenta con el apoyo financiero de NCCN Foundation®

NCCN adapta, actualiza y aloja de forma independiente la guía de NCCN Guidelines for Patients. Nuestras empresas colaboradoras no participan en la elaboración de esta NCCN Guidelines for Patients y no se responsabilizan del contenido ni las recomendaciones que se incluyen en la presente guía.

Para hacer una donación, visite NCCNFoundation.org/Donate

Para obtener más información, visite la página NCCN.org/patientguidelines o envíe un correo electrónico a PatientGuidelines@NCCN.org

# Contenido





NCCN Foundation tiene como objetivo apoyar a los millones de pacientes y familias afectados por un diagnóstico de cáncer mediante la financiación y distribución de NCCN Guidelines for Patients. NCCN Foundation también se compromete a avanzar en los tratamientos contra el cáncer subsidiando a los médicos prometedores del país en el centro de innovación en cuanto a investigación del cáncer. Para obtener más detalles y acceder a la biblioteca completa de recursos para pacientes y cuidadores, visite NCCN.org/patients.

National Comprehensive Cancer Network (NCCN) y NCCN Foundation
3025 Chemical Road, Suite 100, Plymouth Meeting, PA 19462, EE. UU.

# 1

# Acerca del cáncer de huesos

El cáncer óseo o de huesos incluye un grupo de cánceres que se originan en los huesos o cartílagos. Esto se denomina cáncer óseo primario y es diferente de otros tipos de cáncer que pueden extenderse a los huesos. En este capítulo, se presenta una descripción general del cáncer de huesos.

## ¿Qué es el cáncer de huesos?

Es el cáncer que se origina en los huesos o cartílagos. Esto se denomina cáncer óseo primario y es diferente de otros tipos de cáncer que pueden extenderse a los huesos.

Las células cancerosas no se comportan como las células normales. Presentan cambios genéticos que les permiten multiplicarse y producir muchas más células cancerosas. Se desplazan y eliminan las células normales.

También viven mucho más que las células normales. Pueden sustituirlas y hacer que los órganos dejen de funcionar correctamente. Esto puede acabar perjudicando al organismo.

Los tumores óseos que se originan en otra parte del cuerpo (como la mama, los pulmones o el riñón) y se desplazan a los huesos pueden denominarse **neoplasias óseas secundarias** o **tumores óseos metastásicos**.

Los tumores óseos metastásicos se comportan de forma muy diferente a los tumores óseos primarios.

### Sarcomas

Los sarcomas son tumores que comienzan en los tejidos conectivos del cuerpo, que incluye los huesos, los cartílagos y los tejidos blandos de las extremidades y la pared corporal. Hay dos tipos principales de sarcomas:

- Sarcomas de tejidos blandos
- Sarcomas óseos

Los tejidos blandos incluyen músculos, grasa, nervios, tendones, vasos sanguíneos y linfáticos y otros tejidos de sostén del organismo. Los sarcomas de tejidos blandos son más frecuentes que los sarcomas óseos. Los sarcomas óseos, como los osteosarcomas, se originan en las células que forman el hueso.

Consulte más información en *NCCN Guidelines for Patients: Sarcoma de tejidos blandos* y en *NCCN Guidelines for Patients: Mieloma múltiple* en NCCN.org/patientguidelines y en la aplicación NCCN Patient Guides for Cancer.

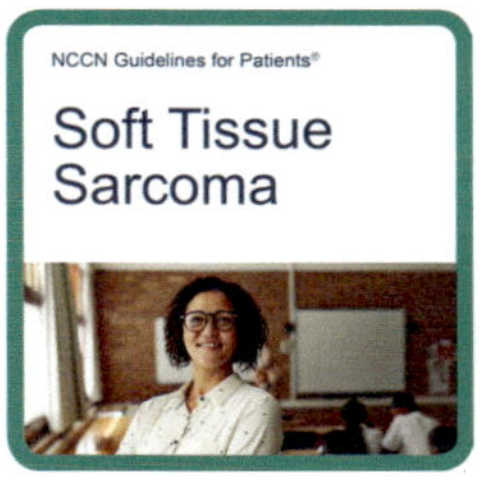


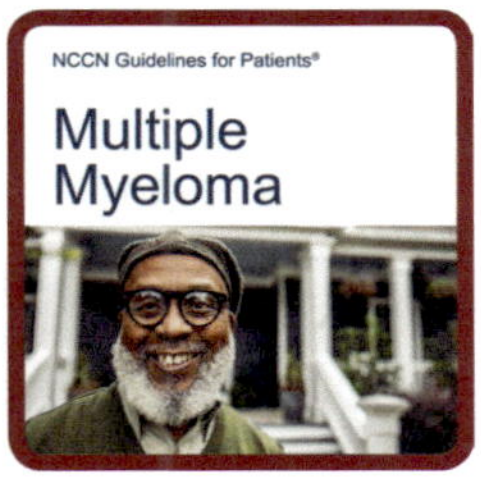

### Tipos de sarcomas óseos

Un tumor óseo puede ser canceroso (maligno) o no canceroso (benigno). Un sarcoma óseo es un crecimiento maligno de células dentro de un hueso. Los sarcomas óseos suelen aparecer en zonas del hueso que crecen rápidamente.

En esta guía, se describirán:

- **Osteosarcoma:** suele originarse en las células que se encuentran en las zonas del hueso que crecen rápidamente. Consulte más información en el *Capítulo 4: Osteosarcoma.*
- **Sarcoma de Ewing:** se origina en la médula ósea y suele aparecer en la parte media de los huesos largos o planos como el hueso ilíaco (de la pelvis) o el omóplato (del hombro). Consulte más información en el *Capítulo 5: Sarcoma de Ewing.*
- **Condrosarcoma:** comienza en las células que forman el cartílago. El cartílago es un tejido duro y flexible que recubre los extremos de los huesos para formar una superficie lisa que constituye una articulación. Además, el cartílago da estructura a la nariz, las orejas, la laringe y otras partes del cuerpo. Consulte más información en el *Capítulo 6: Condrosarcoma.*
- **Cordoma:** se origina en las células que forman la columna vertebral y las vértebras. Los cordomas suelen encontrarse en la zona lumbar o en la base del cráneo. Consulte más información en el *Capítulo 7: Cordoma.*
- **Tumor óseo de células gigantes (TOCG):** es un crecimiento excesivo de células que se encuentra en la parte del hueso que se ensancha para formar una articulación. Consulte más información en el *Capítulo 8: Tumor óseo de células gigantes.*

El osteosarcoma, el sarcoma de Ewing y el condrosarcoma son los tipos más frecuentes de cáncer de huesos.

## ¿Qué es el hueso?

El hueso es un tejido vivo formado por células con funciones específicas y colágeno. El tejido óseo también contiene vasos sanguíneos, nervios, proteínas, vitaminas y minerales.

El cuerpo humano totalmente desarrollado tiene 206 huesos. Los huesos proporcionan estructura y soporte, protegen los órganos, producen células sanguíneas, almacenan sustancias químicas que el cuerpo necesita y producen hormonas. Los huesos son ligeros, pero fuertes y se renuevan continuamente a lo largo de toda la vida.

## ¿Cómo se trata el cáncer de huesos?

Para el condrosarcoma, el tratamiento suele consistir en una cirugía para extirpar el tumor. Las alternativas de tratamiento incluyen cirugía o radioterapia. El tratamiento del sarcoma de Ewing comienza con tratamiento farmacológico e incluyes cirugía o radioterapia.

El tumor óseo de células gigantes (TOCG) no suele ser cáncer, pero necesita un tratamiento agresivo para evitar daños en los huesos.

El osteosarcoma se trata con una combinación de tratamiento farmacológico y quirúrgico.

## ¿Cómo puedo recibir la mejor atención?

Luche por usted. Usted tiene un papel importante que desempeñar en su cuidado. Muchas personas se sienten más satisfechas cuando participan activamente en la planificación de su atención oncológica.

Las NCCN Guidelines for Patients le permitirán desempeñar un papel más importante en su atención. Hable sobre las recomendaciones de esta guía con su equipo de atención médica. Pregunte sobre sus opciones y comparta sus objetivos e inquietudes.

¿No sabe qué preguntar? No se olvide de que cuenta con apoyo. Es por eso que incluimos sugerencias de preguntas al final de cada capítulo.

Siga leyendo para encontrar la mejor atención posible.

### Cómo puede ayudar esta guía

Tomar decisiones sobre la atención oncológica es estresante. Tiene mucho por aprender, y no sabe lo que le depara el futuro.

Utilice esta guía para obtener la información y el apoyo que necesita.

Los pacientes, los médicos y otros profesionales de la salud confían en las NCCN Guidelines for Patients. En esta guía, se utiliza un lenguaje claro y cotidiano para explicar las recomendaciones actuales sobre el tratamiento del cáncer y están elaboradas por expertos respetados en el campo. Las recomendaciones se basan en las investigaciones más recientes y prácticas de los mejores centros oncológicos.

Su salud es única, por lo que su atención oncológica también debería serlo. A medida que lee esta guía, aprenderá sobre qué tratamientos tienen más probabilidades de ofrecer los mejores resultados para su caso. Así, tendrá más preparación para hablar con su equipo de atención médica.

# 2

# Pruebas para detectar el sarcoma óseo

La planificación del tratamiento comienza con las pruebas. Se deben realizar estudios precisos para diagnosticar y tratar el cáncer de huesos primario. En este capítulo, se presenta una descripción general de los posibles estudios que puede realizarse y qué puede esperar.

El sarcoma óseo es muy poco frecuente. Muchos profesionales de atención médica no son expertos en su diagnóstico o tratamiento. Por lo tanto, debe tratar de encontrar un profesional de la salud, centro de tratamiento u hospital que tenga experiencia en su tipo de sarcoma óseo.

Utilice los recursos de la página 52 de este libro para encontrar un profesional de la salud y un centro de tratamiento con experiencia.

En primer lugar, le harán estudios médicos generales y, luego, pruebas más específicas. A continuación, se describen algunas de ellas.

# Pruebas médicas generales

Si bien usted puede acceder a estos informes a través del portal para pacientes o del sistema de acceso para pacientes, debería esperar a conversar con su equipo de atención médica sobre estos resultados.

## Antecedentes médicos

Los antecedentes médicos son un registro de todos los problemas de salud y tratamientos que ha tenido durante su vida. Prepárese para enumerar las enfermedades o lesiones que ha tenido y cuándo ocurrieron. Comunique a su equipo de atención médica cualquier cosa que sienta, ya que podría ser síntoma de un problema más grave.

Lleve una lista de los medicamentos nuevos y antiguos e incluso los de venta libre, herbarios o los suplementos que esté tomando. Algunos suplementos interactúan y afectan los medicamentos que su equipo de atención médica puede recetarle.

## Antecedentes familiares

El equipo de atención médica le preguntará sobre los antecedentes médicos de sus familiares consanguíneos. Esto se llama antecedentes familiares.

Pregunte a los miembros de ambos lados de su familia sobre problemas de salud como afecciones cardíacas, cáncer y diabetes, y a qué edad se los diagnosticaron.

| Guía 1<br>Pruebas para detectar el sarcoma óseo |
| --- |
| Antecedentes médicos y examen físico |
| Radiografías de la localización primaria |
| RM |
| TC |
| TEP |
| Biopsia de médula ósea |
| Pruebas de biomarcadores |
| Hemograma completo |
| Perfil metabólico completo |
| Fosfatasa alcalina (FA) |
| Lactato deshidrogenasa (LDH) |

Si tiene familiares con cáncer, intente averiguar el tipo de cáncer específico o dónde comenzó, si se encuentra en varios lugares y si se hicieron pruebas genéticas.

### Examen físico

Un miembro de su equipo de atención médica le realizará un examen físico completo. Este examen incluye el control de signos vitales, como la frecuencia cardíaca y la presión arterial. Su profesional de atención médica también podría presionar suavemente algunas zonas de su cuerpo para detectar órganos o ganglios linfáticos inflamados.

### Estado funcional

El estado funcional es una clasificación del nivel general de aptitud física de una persona y su capacidad para realizar tareas de cuidado personal de la vida diaria. Su estado funcional puede afectar la elección del tratamiento.

## Análisis de sangre

Si bien actualmente no existen análisis de sangre para diagnosticar sarcomas óseos, pueden detectar signos de otras enfermedades y comprobar el funcionamiento de los órganos. Se necesita una muestra de sangre, que se extrae con una aguja que se introduce en una vena del brazo. Si sabe que tiene venas difíciles de encontrar, comuníqueselo al técnico del laboratorio, que puede utilizar un dispositivo que lo ayude a encontrar las venas. De este modo, recibirá menos pinchazos de aguja, y el procedimiento será menos estresante.

Con una sola extracción, se pueden analizar los siguientes componentes de la sangre:

### Fosfatasa alcalina

La fosfatasa alcalina (FA) es una enzima que se encuentra en la sangre. Los niveles elevados de FA pueden ser un signo de tumores óseos, trastornos hepáticos o embarazo. Es posible que se indique una gammagrafía ósea si usted tiene niveles altos de FA.

### Hemograma completo

El hemograma completo mide los niveles de glóbulos rojos, glóbulos blancos y plaquetas en la sangre. Los glóbulos rojos llevan el oxígeno a todo el cuerpo, los glóbulos blancos combaten infecciones y las plaquetas controlan el sangrado.

### Perfil metabólico completo

El perfil metabólico completo mide sustancias de la sangre. Proporciona información importante sobre el funcionamiento de sus riñones e hígado, entre otras cosas.

El calcio es necesario para la salud de dientes, huesos y otros tejidos corporales. El perfil metabólico completo detecta niveles de calcio en sangre superiores a los normales, lo que se denomina hipercalcemia. El daño óseo que produce el cáncer puede hacer que los huesos liberen el exceso de calcio en el torrente sanguíneo, lo que puede provocar enfermedades y otros problemas de salud.

### Lactato deshidrogenasa

La lactato deshidrogenasa (LDH) es una enzima que se encuentra en la mayoría de las células. Un nivel elevado de LDH es un signo de que se ha producido daño celular. Si bien las células de rápido crecimiento, como las células tumorales, liberan LDH, muchas otras enfermedades también elevan los niveles de esta enzima.

# Estudios de diagnóstico por imágenes

En los estudios de diagnóstico por imágenes, se toman fotografías del interior del cuerpo para detectar cáncer. Un médico llamado radiólogo interpretará el estudio y le enviará un informe a su equipo de atención médica.

## Radiografía

La radiografía es un tipo de radiación. En pequeñas dosis, se utiliza para tomar fotografías del interior del cuerpo.

## Gammagrafía ósea

En este estudio, por medio de una cámara especial, se tomarán imágenes de una sustancia en los huesos a medida que se desplaza por el cuerpo. La gammagrafía ósea utiliza un radiomarcador, una sustancia que libera pequeñas cantidades de radiación. Antes de que se tomen las imágenes, se inyectará el radiomarcador en una vena. Pueden pasar algunas horas hasta que el radiomarcador entre en los huesos.

Las áreas óseas dañadas absorben más radiomarcador que el hueso sano y se muestran como puntos brillantes en las imágenes. El daño óseo puede producirse por cáncer, tratamiento contra el cáncer, lesiones previas u otros problemas de salud, como la artritis.

El estudio dura unos 30 minutos y se le indicará que permanezca inmóvil. En un momento dado, el escáner estará a menos de dos centímetros de su rostro. Hable con su equipo de atención médica sobre qué esperar.

## TC y RM

En una TC, también llamada TAC, se toman varias radiografías de la misma parte del cuerpo desde distintos ángulos. Las imágenes se combinan con una computadora para obtener una serie de imágenes de corte transversal del interior del cuerpo.

La RM usa ondas de radio e imanes potentes para tomar fotografías de zonas internas del cuerpo. A diferencia de la TC, no utiliza radiación. Si tiene algún metal en el cuerpo, informe al técnico antes de realizarse la RM. La mayoría de los metales son seguros para este estudio, pero se lo debe informar a los técnicos para que puedan determinar si hay algún problema de seguridad para realizar este estudio.

La elección de TC o RM depende del tipo y la ubicación del tumor. Por ejemplo, la RM se prefiere para tumores en el cerebro, la columna vertebral, el hígado y las extremidades. Tanto la TC como la RM pueden proporcionar detalles sobre el tamaño del tumor y su proximidad a órganos, nervios y vasos sanguíneos cercanos.

El radiólogo es un experto en interpretar esta clase de estudios. Revisará las imágenes y redactará un informe. También enviará el informe a su profesional de atención médica para que analice los resultados con usted.

## Medio de contraste

Antes o durante una TC o RM, es posible que le administren un medio de contraste mediante una aguja que se introduce en el brazo. El medio de contraste es una sustancia que modifica el aspecto de los tejidos en las imágenes.

## TEP

En la tomografía por emisión de positrones (TEP), se utiliza una sustancia radiactiva llamada radiomarcador o isótopo. Esta sustancia se acumula en lugares del cuerpo que consumen mucha energía.

La mayoría de las células cancerosas, incluidas las células del sarcoma, consumen mucha más energía que las células normales y se muestran como puntos brillantes en las TEP. Sin embargo, no todos los puntos brillantes son cáncer. No todos los cánceres aparecen en las exploraciones por TEP.

La TEP suele combinarse con TC para obtener información adicional útil.

# Biopsia

Una biopsia es la extracción de una muestra de tejido del cuerpo que se analiza. El diagnóstico de cáncer de huesos se confirma mediante una biopsia. Debe realizarla un cirujano con experiencia en el centro donde recibirá el tratamiento.

El tipo de biopsia preferido para el cáncer de huesos es la biopsia por punción con aguja gruesa. En esta biopsia, se extrae tejido con una aguja ancha y hueca.

Otro tipo de biopsia, llamado biopsia incisional o biopsia abierta, extrae una pequeña cantidad de tejido a través de una incisión en la piel o el cuerpo.

## Análisis de médula ósea

En ciertos casos, se pueden realizar análisis de médula ósea.

Hay dos análisis de médula ósea que suelen realizarse al mismo tiempo:

- Aspiración de médula ósea
- Biopsia de médula ósea

La médula ósea es como una esponja que retiene líquido y células. La aspiración extrae parte del líquido y células de esa esponja, y la biopsia extrae una parte de la esponja.

Normalmente, las muestras se toman de la parte posterior del hueso ilíaco (pelvis). Es probable que deba acostarse boca abajo o de costado.
Su equipo de atención médica primero limpiará la zona, le administrará un sedante y adormecerá la piel y la superficie externa del hueso.

**Aspiración y biopsia de médula ósea**

**En la biopsia, se toman muestras de hueso y médula líquida. Para ello, se introduce una aguja en el hueso.**

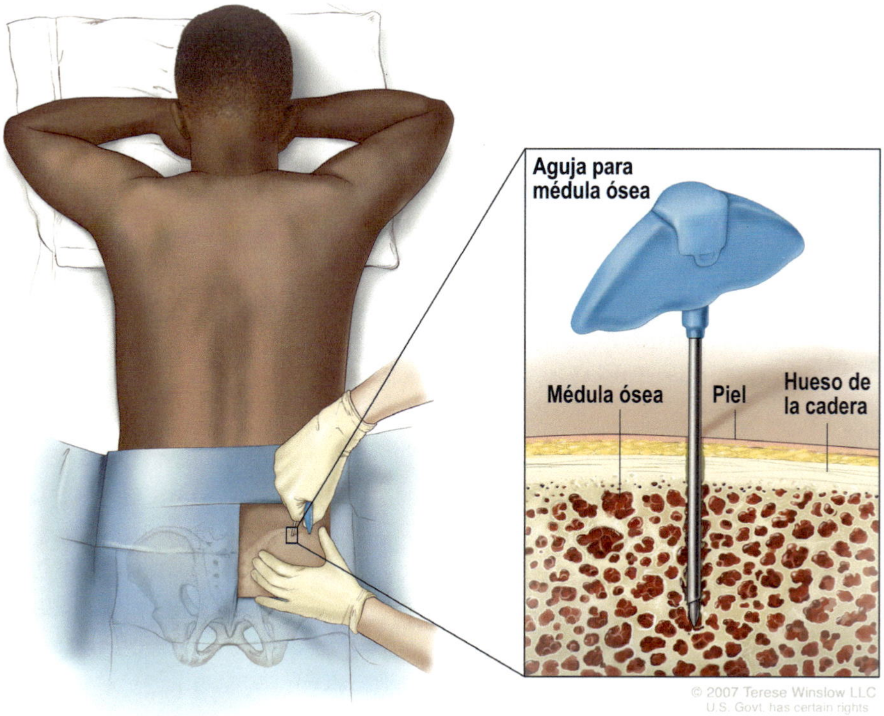

Para la aspiración, se introduce una aguja hueca en el hueso a través de la piel. La médula ósea líquida se extrae con una jeringa. Para la biopsia, se usa una aguja más ancha para extraer una muestra. Puede sentir dolor en el hueso ilíaco durante algunos días después de realizado el procedimiento. Pueden aparecer moretones en la piel.

## Análisis de riesgos genéticos de cáncer

Heredamos los genes de nuestros progenitores. En los síndromes hereditarios o genéticos, sus hermanos, los hermanos de sus padres y sus abuelos suelen tener el mismo cambio o la misma mutación.

Ciertos síndromes genéticos aumentan el riesgo de desarrollar sarcoma de tejidos blandos. Las mutaciones en diferentes genes causan cada uno de estos síndromes genéticos.

Si bien estos casos de síndromes genéticos hereditarios son poco frecuentes, los análisis para evaluar las mutaciones genéticas que causan estos síndromes pueden, en el futuro, ayudar a tratar el cáncer óseo y a monitorearlos a usted y a sus familiares para detectar otros tipos de cáncer.

Comparta toda la información sobre su salud y sus antecedentes familiares a su equipo de atención médica. Si su profesional de atención médica cree que usted puede tener un síndrome genético y que es la causa del cáncer, podría servirle hacerse un análisis genético.

Un anatomopatólogo con experiencia en técnicas de análisis genéticos debe realizar estos estudios. Un asesor genético podría hablar con usted sobre los resultados. Este profesional es un experto especialmente capacitado en enfermedades genéticas.

## Pruebas de biomarcadores

Estas pruebas se realizan según cada caso en particular y pueden aumentar el tiempo que se tarda en obtener los resultados de la biopsia. Algunas veces, las pruebas de biomarcadores también se llaman estudios moleculares, perfiles tumorales, secuenciación tumoral, perfiles de expresión génica o pruebas genómicas.

El equipo de atención médica le recomendará los mejores tipos de pruebas de biomarcadores para usted.

### Sarcoma de Ewing

Una célula debe hacer una copia de sus cromosomas antes de dividirse en dos. A veces, hay errores en las copias.

Un tipo de error se produce cuando partes de dos cromosomas se desprenden y se intercambian entre sí. Esto se llama translocación. Puede dar lugar a una fusión de dos genes. Una translocación entre los cromosomas 11 y 22 es frecuente en el sarcoma de Ewing. Esto se representa como t(11;22).

El sarcoma de Ewing también se asocia con la fusión del gen *EWS (EWSR1)* en el cromosoma 22 con varios miembros de la familia de genes *ETS* del cromosoma 11, en el que *FLI1* es el más frecuente.

La mayoría de las personas con sarcoma de Ewing presentan una de las posibles fusiones genéticas. Esto no se hereda de los padres biológicos, sino que es el resultado de un error de división celular durante el crecimiento de los tejidos. Esto se denomina mutación somática o cambio somático.

### Pruebas de mutaciones tumorales

Las pruebas de mutaciones tumorales utilizan una muestra de sangre o del tumor para determinar si las células cancerosas tienen mutaciones específicas del ADN. Solo se analiza el tumor y no el resto del cuerpo. Esta es una prueba de ADN distinta de los análisis genéticos de mutaciones que puede haber heredado de sus padres biológicos.

Algunos ejemplos de pruebas de mutaciones tumorales incluyen la secuenciación de la próxima generación y la reacción en cadena de la polimerasa (PCR).

## Puntos clave

- El diagnóstico de cáncer de huesos se confirma mediante una biopsia. Se recomienda que la biopsia sea realizada por un cirujano con experiencia en el centro de tratamiento familiarizado con su diagnóstico.
- Se analizará la muestra de la biopsia de su tumor para detectar biomarcadores.
- Es posible que el profesional de atención médica realice una derivación para que se haga análisis genéticos y pueda obtener más información sobre el cáncer que tiene.

## Preguntas para hacer

- ¿Qué tipo de cáncer de huesos tengo? ¿Qué significa esto en cuanto a mi pronóstico y opciones de tratamiento?
- Según las pruebas que me han realizado, ¿el cáncer que tengo está localizado en el hueso o se ha extendido a otras partes del cuerpo?
- ¿Hay algún hospital o centro oncológico que se especialice en sarcomas cerca de mi domicilio?
- ¿Qué pruebas tendré que hacerme? ¿Con qué frecuencia se repiten?
- ¿Mi seguro cubre estas pruebas? ¿Dónde puedo encontrar ayuda para pagar las pruebas?
- ¿Quién hablará conmigo sobre los pasos que debo seguir y cuándo?

## ¿Cuál es el siguiente paso?

Después de todas estas pruebas, su médico hablará con usted y le explicará su diagnóstico completo. Puede pedirle a otro médico que revise los resultados de sus pruebas y su plan de tratamiento. Esto se llama obtener una segunda opinión.

En el siguiente capítulo, se ofrece una visión general de las diferentes opciones de tratamiento para el sarcoma óseo.

# 3
# Tipos de tratamiento

El tratamiento del cáncer de huesos se basa en el tipo, el tamaño y la ubicación del tumor. En este capítulo, se presenta una descripción general de los diferentes tipos de tratamiento y qué puede esperar.

## Equipo de atención médica

El tratamiento del cáncer de huesos requiere un abordaje en equipo. Las decisiones sobre el tratamiento deben estar a cargo de un equipo multidisciplinario de profesionales con conocimientos y experiencia en el cáncer óseo. Este equipo debe reunirse para planificar e implementar ~~de~~ su tratamiento. Pregunte quién coordinará su atención.

Algunos integrantes de su equipo de atención médica estarán a su lado durante todo el tratamiento del cáncer, en tanto otros solo estarán presentes durante ciertos momentos. Conozca a su equipo de atención médica y ayúdelos a que sepan más sobre usted.

Su equipo de atención médica debe incluir el siguiente grupo básico:

- **Un oncólogo o cirujano ortopédico** especializado en el diagnóstico y tratamiento de tumores óseos y de tejidos blandos. Puede tratar todo el cuerpo, excepto el cuello y el cráneo y el interior del tórax y el abdomen. Si el tumor se encuentra en uno de estos lugares, es posible que otro tipo de cirujano participe en su atención médica.
- **Un oncólogo clínico o pediátrico** trata el cáncer con tratamiento farmacológico sistémico.
- **Un radiooncólogo** prescribe y planifica la radioterapia para tratar el cáncer.
- **Un radiólogo musculoesquelético** interpreta los resultados de las radiografías y otros estudios de diagnóstico por imágenes.
- **Un osteopatólogo** interpreta las células y tejidos extirpados durante una biopsia o cirugía.

Según el tratamiento que reciba, su equipo puede incluir los siguientes especialistas:

- **Un cirujano torácico** realiza intervenciones quirúrgicas en el tórax.
- **Un cirujano plástico** realiza cirugías para mejorar la función o reconstruir partes del cuerpo.
- **Un radiólogo intervencionista** realiza biopsias por punción, tratamientos de ablación y embolizaciones. También implantan vías para el tratamiento farmacológico.
- **Un fisiatra** es un profesional de la salud especializado en movimiento físico y rehabilitación.
- **Un cirujano vascular** se especializa en procedimientos relacionados con las arterias, las venas y la circulación linfática.
- **Un cirujano oncólogo o cirujano general** cuenta con conocimientos especializados y experiencia relacionados con el diagnóstico y los cuidados prequirúrgicos, quirúrgicos y posquirúrgicos integrales de la persona.
- **Un neurocirujano** se especializa en cirugía del sistema nervioso, especialmente del cerebro y la médula espinal.
- **Un cirujano ortopédico de columna** se especializa en el diagnóstico y tratamiento de enfermedades y afecciones de la columna vertebral.

## Cirugía

El tratamiento de la mayoría de los sarcomas óseos comienza con una cirugía que es una operación o procedimiento para extirpar el cáncer del cuerpo.

El tipo de cirugía depende del tamaño, la ubicación y la cantidad de tumores, y debe considerarse en función de su estilo de vida y sus necesidades.

La cirugía puede utilizarse para:

- extirpar el cáncer en la localización principal. A veces, la cirugía puede extirpar zonas de cáncer que se están extendiendo;
- aliviar el dolor o las molestias.

El objetivo de la cirugía es extirpar el cáncer. El cirujano debe extraer el tumor con un borde de tejido normal alrededor. Esto se denomina margen quirúrgico.

Si no se encuentran células cancerosas en el tejido alrededor del borde del tumor, hay una resección con margen limpio o negativo. Esto significa que en el margen no hay células cancerosas.

Un margen afectado o positivo indica que hay indicios microscópicos de presencia de células tumorales en el borde del tumor extirpado. En este caso, se supone que quedaron células cancerosas en el cuerpo, en el lugar del margen positivo. Esto significa que en el margen hay células cancerosas.

Debe consultar a un cirujano experto en su tipo de cáncer de huesos antes de decidir las opciones de tratamiento quirúrgico. No todos los cirujanos o centros oncológicos tienen experiencia en los tipos de cirugía que se describen a continuación.

El tipo de cirugía se basa en muchos factores, entre ellos, sus preferencias y la mejor opción para mantener la funcionalidad o la calidad de vida.

**Margen quirúrgico**

**Se extirpará el tumor, junto con algo de tejido de aspecto normal que lo rodea. El tejido de aspecto normal se llama margen quirúrgico. El margen quirúrgico se examinará para detectar cáncer. El tratamiento posquirúrgico se basa en si hay cáncer en los márgenes.**

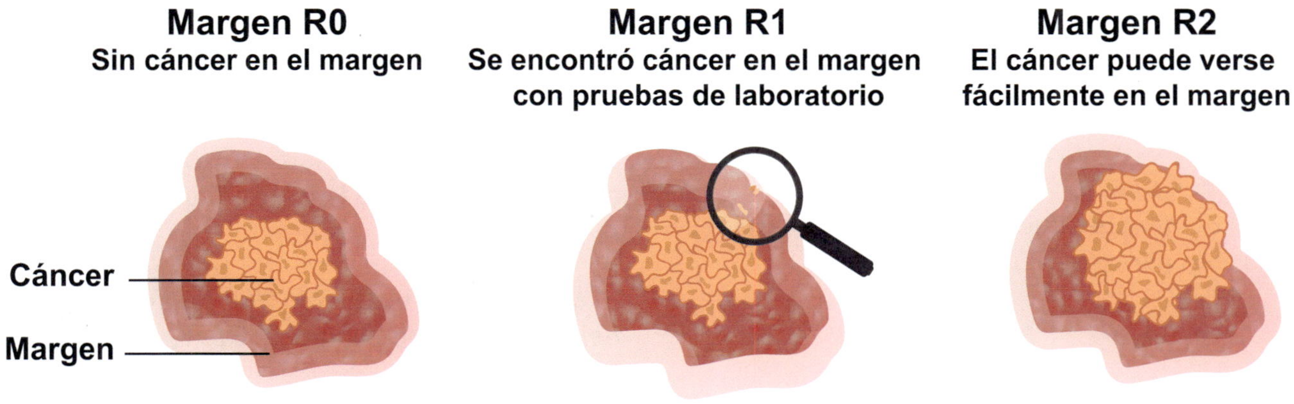

### Cirugía con preservación de las extremidades

En el caso del cáncer de huesos en las extremidades, el objetivo de la cirugía, siempre que sea posible, es preservar o mantener la función de las extremidades. Es lo que se denomina cirugía con preservación de las extremidades o cirugía de salvamento de las extremidades. La reconstrucción de la extremidad después de la cirugía depende de la resección específica necesaria para extirpar el cáncer de huesos y puede incluir opciones de implantes óseos.

### Rotoplastia

En una rotoplastia, se extirpan la parte inferior del fémur, la rodilla y la parte superior de la tibia. A continuación, se rota la parte inferior de la pierna y se une al fémur.

La articulación del tobillo actúa como articulación de la rodilla. La intención de esta cirugía es recrear la función de la rodilla cuando de otro modo no sería posible. Un paciente que se ha sometido a una rotoplastia utiliza una prótesis especialmente diseñada para caminar, que funciona de manera similar a la de una persona que ha sufrido una amputación por debajo de la rodilla. No todos los cirujanos o centros oncológicos ofrecen este tipo de cirugía.

### Amputación

La amputación es la cirugía para extirpar una parte o la totalidad de una extremidad, como un brazo o una pierna. Se realiza con menos frecuencia que la cirugía con preservación de las extremidades o la rotoplastia para los sarcomas óseos. Hay distintos tipos de amputaciones. Por ejemplo: cirugía reconstructiva, injertos de hueso o implantes de piezas.

Busque un grupo de apoyo para conocer a otras personas que hayan perdido una extremidad. Esto le permitirá recuperarse y mantener un estilo de vida activo.

### Cirugía paliativa

La cirugía para aliviar el dolor o las molestias se denomina cirugía paliativa. Puede utilizarse para extirpar tumores que causan dolor.

A veces, se ofrece cirugía paliativa para reparar un hueso roto o ayudar a evitar que se rompa un hueso con cáncer.

## Fisioterapia y terapia ocupacional

La fisioterapia y la terapia ocupacional formarán parte de toda cirugía con preservación de las extremidades, rotoplastia, amputación o cirugía reconstructiva. La fisioterapia ayuda a mover el cuerpo y hacerlo funcionar. La terapia ocupacional ayuda con las habilidades de la vida diaria.

## Asesoramiento sobre fertilidad

Algunos tipos de tratamientos pueden afectar su fertilidad, es decir, la capacidad para tener hijos. Si cree que desea tener hijos en el futuro, consulte a su equipo de atención médica la forma en que el cáncer y su tratamiento podrían modificar su fertilidad. Para preservar su fertilidad, tal vez deba implementar alguna medida antes de comenzar el tratamiento contra el cáncer. Las personas que deseen tener hijos en el futuro deberían consultar a un especialista en fertilidad para conversar acerca de las opciones antes de iniciar el tratamiento.

El objetivo de preservar la fertilidad consiste en dejar sus opciones abiertas, ya sea que sepa que desea tener hijos más adelante o que no tenga la certeza en este momento. Los especialistas en fertilidad y reproducción pueden brindarle ayuda para decidir qué es lo mejor en su caso.

Para obtener más información sobre la preservación de la fertilidad, consulte *NCCN Guidelines for Patients: Cáncer en adolescentes y adultos jóvenes,* en NCCN.org/patientguidelines y en la aplicación NCCN Patient Guides for Cancer.

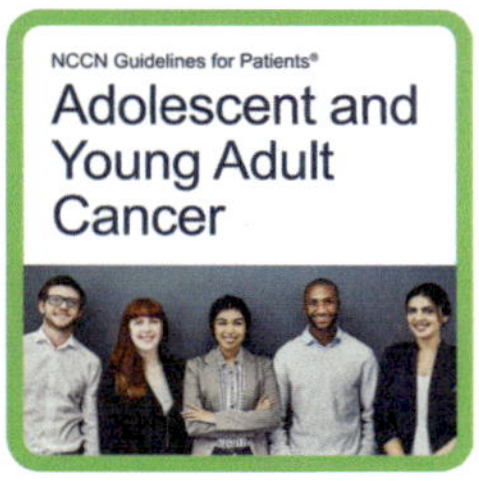


## Cambios en la fertilidad

El tratamiento puede hacer que su fertilidad se vea alterada o interrumpida de manera temporal o permanente. Esta pérdida de la fertilidad se relaciona con su edad en el momento de recibir el diagnóstico, además de los tipos, la dosis y la duración del tratamiento. Hable con su equipo de atención médica sobre sus preocupaciones y si está planeando un embarazo.

## Prevención del embarazo durante el tratamiento

Es importante prevenir el embarazo durante el tratamiento. El cáncer y su tratamiento pueden afectar los ovarios y dañar los espermatozoides. Por lo tanto, debe evitarse el embarazo, ya sea propio o de su pareja, durante el tratamiento.

Las personas que pueden quedar embarazadas, deberán realizarse una prueba de embarazo antes de comenzar el tratamiento.

# Tratamiento farmacológico

El tratamiento farmacológico actúa en todo el cuerpo. Incluye quimioterapia, tratamiento dirigido e inmunoterapia.

El tratamiento farmacológico podría usarse solo o en combinación con otros tratamientos. Los objetivos del tratamiento farmacológico deben analizarse antes de comenzar el tratamiento.

Todos los tratamientos que se mencionan en esta guía están recomendados y son adecuados. Cuando resulta útil, los expertos de NCCN también asignan un nivel de preferencia a sus recomendaciones de tratamientos farmacológicos:

- Los **tratamientos preferidos** son los que cuentan con más pruebas de que pueden funcionar mejor y ser más seguros que otros.
- Los **otros tratamientos recomendados** pueden proporcionar resultados eficaces, pero puede haber menos pruebas, más efectos secundarios o es posible que no funcionen tan bien como los preferidos.
- **En algunos casos, hay tratamientos específicos** que funcionan mejor para individuos con determinadas características del cáncer o circunstancias de salud.

## Quimioterapia

La quimioterapia elimina las células de rápida división en todo el cuerpo, tanto las cancerosas como las normales. Se puede usar más de un medicamento de quimioterapia para tratar su tipo de cáncer.

Algunos de estos son líquidos que se infunden en una vena o se inyectan debajo de la piel con una aguja. Otros son comprimidos que se pueden administrar por vía oral.

En la mayoría de los casos, la quimioterapia se realiza en ciclos con días de tratamiento seguidos de días de descanso. Esto permite que el cuerpo se recupere antes del próximo ciclo. La duración de los ciclos varía según la quimioterapia que se utilice. Es posible que pase algún tiempo en el hospital durante el tratamiento.

**Medicamentos citoprotectores**
Si le administran ciertos tipos de quimioterapia (como la ifosfamida), también podrían indicarle un medicamento citoprotector llamado mesna (Mesnex). Este medicamento reduce el riesgo de padecer determinados efectos secundarios de la quimioterapia, como sangrado de la vejiga.

### Tratamiento dirigido

El tratamiento dirigido es un tipo de tratamiento farmacológico sistémico que se centra en características específicas o únicas de las células cancerosas. Estos medicamentos detienen la acción de las moléculas que colaboran con el crecimiento o la supervivencia de las células cancerosas.

Los tratamientos dirigidos buscan observar de qué manera las células cancerosas se desarrollan, se dividen y se mueven en el cuerpo. Algunos fármacos de tratamiento dirigido bloquean las señales químicas que indican a las células cancerosas que crezcan. Otros fármacos de tratamientos dirigidos bloquean las señales que provocan la formación de nuevos vasos sanguíneos.

### Inmunoterapia

La inmunoterapia es un tratamiento farmacológico sistémico que aumenta la actividad del sistema inmunitario. Al hacerlo, mejora la capacidad de su cuerpo de detectar y destruir células cancerosas. La inmunoterapia puede administrarse sola o junto con otros tipos de tratamiento.

## Radioterapia

En la radioterapia, se utilizan rayos de alta energía para destruir las células cancerosas y reducir el tamaño de los tumores. Por lo general, se receta durante varias semanas seguidas, una vez al día o posiblemente una vez a la semana, según su situación.

La radioterapia se puede administrar sola o con ciertos tratamientos sistémicos.

Cuando se administra como tratamiento complementario para ayudar a aliviar la molestia o el dolor provocado por el cáncer, se denomina radioterapia paliativa.

**"No deje de hacer las cosas que disfruta. Sean cuales sean sus pasatiempos, las actividades que disfruta hacer, siga haciéndolas. Le servirá para conectar con su esencia y mantener una actitud positiva durante un período que es extremadamente agotador a nivel físico y mental".**

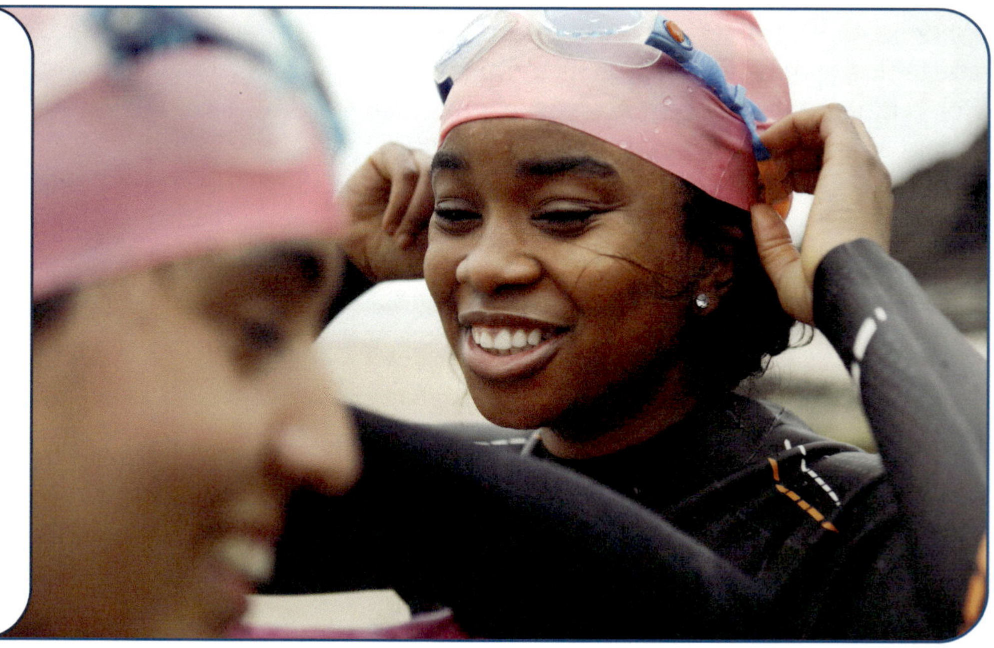

Se utilizan diferentes tipos de radioterapia para tratar el cáncer de huesos. Estos permiten dosis de radiación más altas y seguras.

Se pueden usar los siguientes tipos de radioterapia para tratar el cáncer:

- Haces de radiación de alta energía a lo largo de varios tratamientos.
- Una dosis de radiación elevada y precisa.
- Software informático e imágenes de TC para dirigir los rayos según la forma del tumor.
- Pequeños haces de diferentes intensidades para adaptarse a la forma del tumor.
- Protones, iones de carbono u otros iones pesados.
- Un implante sólido similar a microesferas o semillas que se coloca en el cuerpo.
- Radiofármacos, como el radio 223 (Xofigo), que contienen una sustancia radiactiva.

“

**Su equipo médico es su mayor activo y su mejor amigo, en especial las enfermeras. Todos están sumamente capacitados y se dedican sinceramente a brindar ayuda en todo lo que pueden”.**

## Destrucción directa de los tumores

Los tratamientos de esta sección tratan los tumores mediante la inserción de una sonda o microesferas médicas especiales directamente en el tumor.

### Ablación

La ablación utiliza frío o calor extremos para destruir las células cancerosas. Puede destruir pequeños tumores con poco daño a los tejidos cercanos.

La ablación utiliza una aguja especial, llamada sonda, que se introduce directamente en el tumor. La sonda se coloca en su lugar mediante una TC, una ecografía u otros estudios de diagnóstico por imágenes.

En la ablación por crioterapia, se introduce un gas a través de la sonda para congelar el tumor, como si se fuese a tratar un lunar o una verruga. En la ablación por radiofrecuencia, la sonda emite ondas de radio para calentar el tumor y destruirlo.

### Embolización

La embolización trata los tumores mediante la interrupción de su suministro de sangre. Para ello, se introduce un catéter en una arteria con una aguja y se lo guía hasta el tumor. Una vez en su lugar, se introducen microesferas en el tumor para bloquear el flujo de sangre.

En la quimioembolización, las microesferas están recubiertas de un fármaco quimioterapéutico. En la radioembolización, las microesferas son radioactivas.

## Ensayos clínicos

Un ensayo clínico es un tipo de estudio de investigación médica. Después de desarrollar y analizar en un laboratorio nuevas formas posibles de combatir el cáncer, es necesario estudiarlas en las personas.

Si en un ensayo clínico se determina que un fármaco, un dispositivo o un método de tratamiento es seguro y eficaz, es posible que lo apruebe la FDA de Estados Unidos.

Todas las personas con cáncer deben considerar atentamente todas las opciones de tratamiento que existen para tratar su tipo de cáncer, incluidos los tratamientos habituales y los ensayos clínicos. Converse con su profesional de atención médica para evaluar si tiene sentido participar en un ensayo clínico.

## Fases

La mayoría de los ensayos clínicos sobre el cáncer se centran en el tratamiento y se realizan por fases.

- En los ensayos de **fase 1**, se estudian la seguridad y los efectos secundarios de un fármaco en investigación o un método de tratamiento.
- En los ensayos de **fase 2**, se evalúa el grado en que un fármaco o método actúa contra un tipo de cáncer específico.
- En los ensayos de **fase 3**, se evalúa el fármaco o el método en comparación con el tratamiento habitual. Si los resultados son buenos, puede ser aprobado por la FDA.
- En los ensayos de **fase 4,** se estudian la seguridad y el beneficio de un tratamiento aprobado por la FDA.

## ¿Quién puede inscribirse?

Depende de las normas del ensayo clínico, denominadas criterios de elegibilidad. Las normas pueden referirse a la edad, el tipo y el estadio del cáncer, los antecedentes de tratamiento o el estado de salud general. Estos garantizan que los participantes se asemejen en formas específicas y que el ensayo sea lo más seguro posible para los participantes.

## Consentimiento informado

Un equipo de investigación administra los ensayos clínicos. Este grupo de expertos revisará el estudio con usted en detalle, incluidos el propósito, y los riesgos y beneficios de participar. Toda esta información también se proporciona en un formulario de consentimiento informado. Lea el formulario detenidamente y haga preguntas antes de firmarlo. Tómese el tiempo que necesite para conversar con personas de su confianza. Tenga en cuenta que puede dejar el ensayo clínico y recibir un tratamiento fuera del ensayo clínico en cualquier momento.

### Dónde buscar ensayos clínicos

#### En los Estados Unidos

Centros oncológicos de NCCN
NCCN.org/cancercenters

The National Cancer Institute (NCI)
cancer.gov/about-cancer/treatment/clinical-trials/search

#### En el mundo

The U.S. National Library of Medicine (NLM)
clinicaltrials.gov

#### ¿Necesita ayuda para buscar un ensayo clínico?

Servicio de Información de Cáncer (Cancer Information Service, CIS) del NCI
+1 800.4.CANCER (+1 800.422.6237)
cancer.gov/contact

### ¿Recibiré un placebo?

Los placebos (versiones inactivas de medicamentos reales) casi nunca se usan solos en los ensayos clínicos sobre el cáncer. Es frecuente recibir un placebo con el tratamiento habitual o un medicamento nuevo con el tratamiento estándar. Antes de inscribirse, se le informará, verbalmente y por escrito, si el ensayo clínico tiene previsto el uso de un placebo.

### ¿Los ensayos clínicos son gratuitos?

No tiene que pagar nada para inscribirse en un ensayo clínico. El patrocinador del estudio paga los costos relacionados con la investigación, incluido el fármaco del estudio. Pero es posible que tenga que pagar otros servicios, como transporte o servicios de cuidado infantil, debido a las consultas adicionales. Durante el ensayo, continuará recibiendo la atención habitual contra el cáncer. Este tipo de atención a menudo está cubierta por el seguro.

## Tratamiento complementario

El tratamiento complementario es una parte importante de su atención oncológica. Tiene como objetivo mejorar su calidad de vida durante el tratamiento del cáncer y después de este.
El tratamiento complementario es para todas las personas con cáncer y sus familias, no solo para las que se encuentran al final de la vida. También se conoce como cuidados paliativos.

El tratamiento complementario incluye una amplia variedad de servicios. Previene o maneja los síntomas del cáncer y los efectos secundarios del tratamiento del cáncer, como el dolor y la fatiga relacionada con la enfermedad. También aborda los problemas mentales, sociales, emocionales y espirituales a los que se enfrentan las personas con cáncer.

El tratamiento complementario proporciona ayuda con las siguientes necesidades:

- Toma de decisiones sobre el tratamiento
- Coordinación de la atención médica
- Planificación anticipada de la atención y relacionada con el final de la vida

**Recursos sobre el tratamiento complementario**

**Puede encontrar más información sobre el tratamiento complementario en [NCCN.org/patientguidelines](NCCN.org/patientguidelines) y en la aplicación [NCCN Patient Guides for Cancer](NCCN Patient Guides for Cancer).**

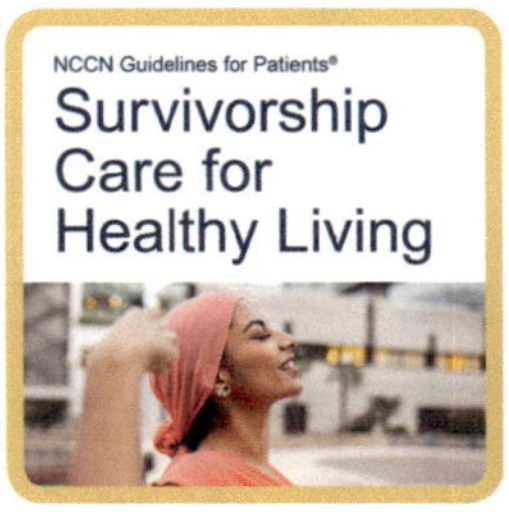


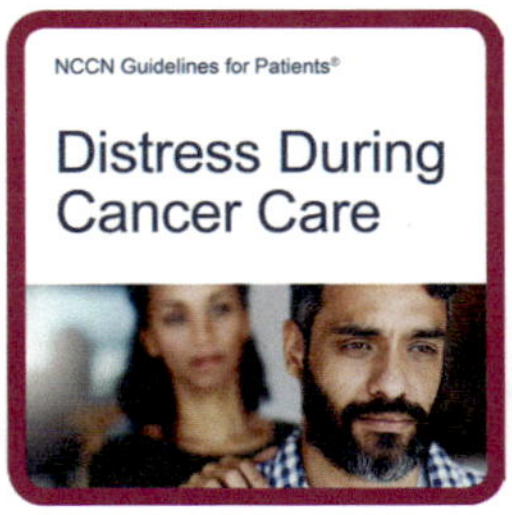


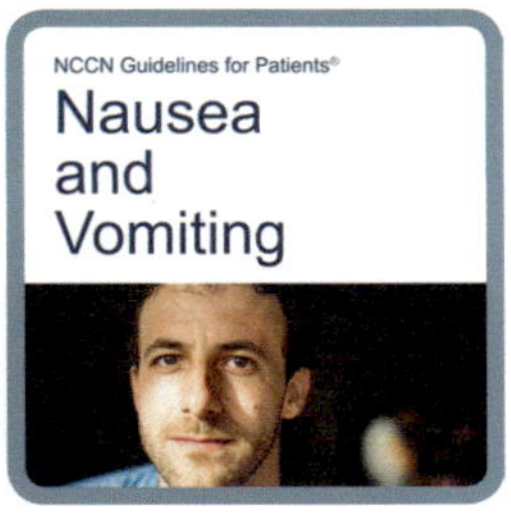


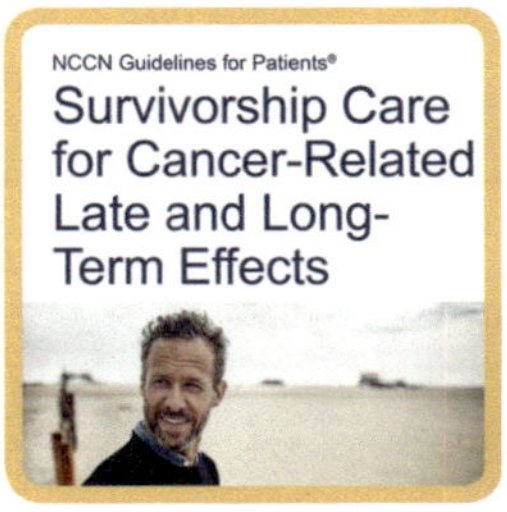


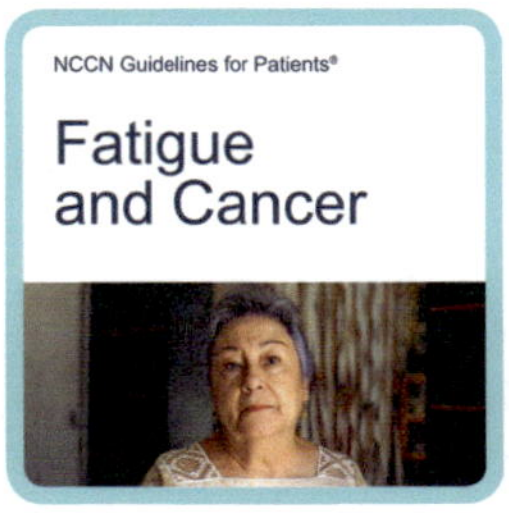


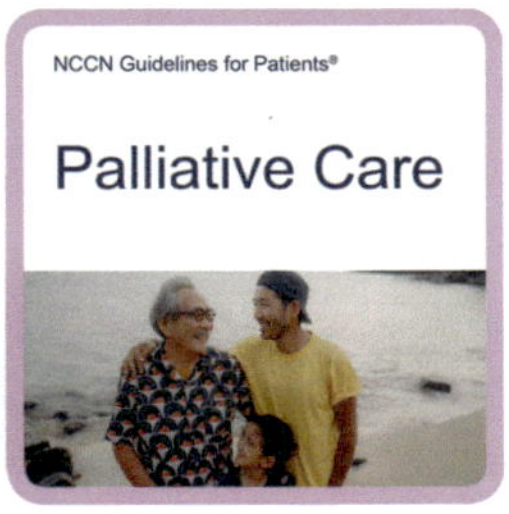

- Pago de la atención médica

Lea más sobre los tipos de apoyo que puede recibir en *NCCN Guidelines for Patients: Cuidados paliativos* en NCCN.org/patientguidelines y en la aplicación NCCN Patient Guides for Cancer.

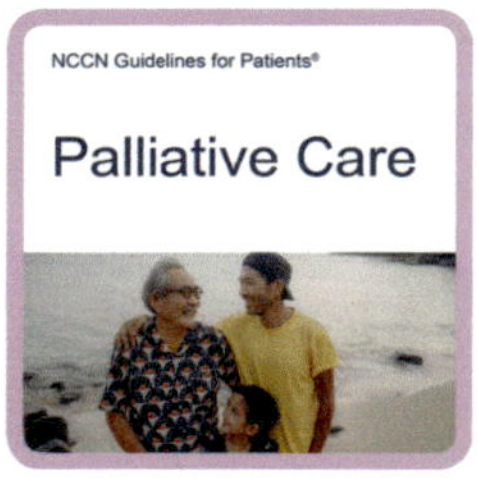


## Efectos secundarios

Todos los tratamientos para el cáncer causan problemas de salud no deseados llamados efectos secundarios. Los efectos secundarios dependen de muchos factores. Estos factores incluyen el tipo de medicamento y la dosis, la duración del tratamiento y la persona.

El tratamiento puede causar efectos secundarios graves. Algunos efectos secundarios pueden ser muy perjudiciales para su salud. Otros pueden ser simplemente desagradables. Algunos son muy graves.

Se lo controlará atentamente para detectar efectos secundarios. También hay formas de prevenir algunos efectos secundarios.

Pida la lista completa de efectos secundarios de su tratamiento. Además, avise a su equipo de atención si tiene síntomas nuevos o si se ha agravado alguno de los síntomas que presentaba. Puede haber formas de ayudar a que se sienta mejor.

## Efectos tardíos

Los efectos tardíos son efectos secundarios que ocurren meses o años después de que se le haya diagnosticado el cáncer o de que haya finalizado el tratamiento. Los efectos tardíos pueden ser causados por el cáncer o su tratamiento. Pueden incluir problemas físicos, mentales y personales. También pueden incluir tumores secundarios.

Cuanto antes se traten los efectos tardíos, mejor. Pregúntele a su equipo de atención médica qué efectos tardíos podrían presentarse. Esto le permitirá saber qué alternativa buscar.

# Supervivencia

Una persona es sobreviviente del cáncer desde el momento del diagnóstico hasta el final de su vida. Después del tratamiento, se controlará su salud para determinar los efectos secundarios del tratamiento y la reaparición del cáncer. Esto es parte de su plan de atención de supervivencia.

Haga todo lo posible por acudir a las consultas de seguimiento con el equipo de atención médica y a las citas para los estudios de diagnóstico por imágenes. Busque una buena atención médica de rutina, incluidas consultas periódicas para atención preventiva y estudios de detección de cáncer.

El plan de atención de supervivencia personalizado incluirá un resumen de los posibles efectos a largo plazo del tratamiento y una lista de las pruebas de seguimiento. Consulte cómo su proveedor de atención primaria coordinará su atención de seguimiento con los especialistas.

Lea más acerca de cómo vivir saludablemente como superviviente en *NCCN Guidelines for Patients: Atención a los sobrevivientes para una vida saludable* o en *NCCN Guidelines for Patients: Atención a los sobrevivientes para los efectos tardíos y a largo plazo relacionados con el cáncer*, en NCCN.org/patientguidelines y en la aplicación NCCN Patient Guides for Cancer.

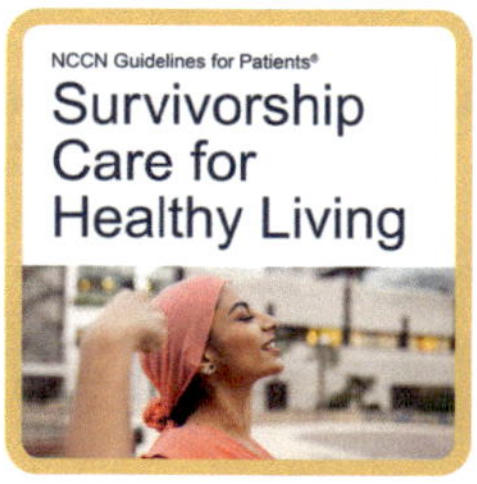


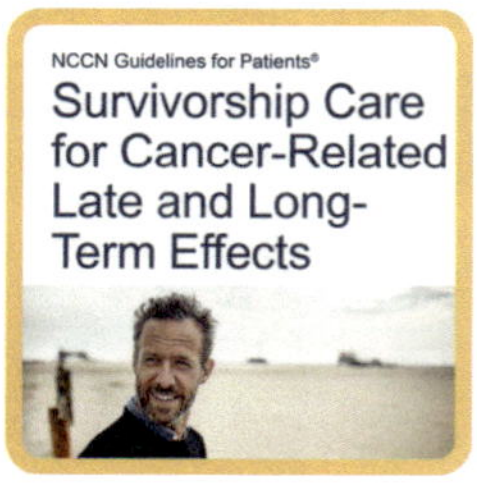

## Puntos clave

- La cirugía es una operación o procedimiento para extirpar el cáncer del cuerpo. El tipo de cirugía depende del tamaño, la ubicación y la cantidad de tumores.
- El tratamiento farmacológico sistémico actúa en todo el cuerpo. Incluye quimioterapia, tratamiento dirigido e inmunoterapia.
- La radioterapia utiliza rayos X de alta energía, protones, rayos gamma y otras fuentes para destruir las células cancerosas y reducir los tumores.
- La ablación utiliza frío o calor extremos para destruir las células cancerosas.
- La embolización trata los tumores mediante la interrupción de su suministro de sangre.
- El tratamiento complementario es atención médica que alivia los síntomas causados por el cáncer o su tratamiento y mejora la calidad de vida.

## Preguntas para hacer

- ¿Puede recomendarme un profesional de la salud, hospital o centro oncológico especializado en mi tipo de cáncer de huesos?
- ¿Qué tratamientos recomienda y por qué?
- ¿Qué puedo esperar del tratamiento?
- ¿Reúno los requisitos para participar en un ensayo clínico?
- ¿Cómo se tratarán los efectos secundarios?

# 4
# Osteosarcoma

El osteosarcoma es el tipo más común de cáncer de huesos. La mayoría de las veces suele presentarse alrededor de la rodilla o el hombro. El tratamiento es una combinación de terapias, normalmente quimioterapia y cirugía. Juntos, usted y su equipo de atención médica elegirán el plan de tratamiento que sea mejor en su caso.

El osteosarcoma es cáncer que se origina en las células responsables de la formación de tejido óseo, denominadas osteoblastos. Se desconoce su causa. El osteosarcoma puede aparecer en cualquier hueso, pero suele encontrarse en los huesos grandes. Se presenta en la zona del hueso con mayor velocidad de crecimiento.

El osteosarcoma tiende a aparecer en huesos de las siguientes zonas:

- Espinilla (cerca de la rodilla)
- Muslo (cerca de la rodilla)
- Brazo (cerca del hombro)
- Hueso ilíaco (pelvis)

Hay dos tipos principales de osteosarcoma:

- Osteosarcoma de bajo grado (que crece en la superficie del hueso).
- Osteosarcoma de alto grado (que suele crecer alrededor de la rodilla).

A veces, los osteosarcomas pueden crecer fuera del hueso, en los músculos o cartílagos.

Se pueden tratar como los sarcomas de tejidos blandos, generalmente con ifosfamida o tratamiento con derivados del platino (cisplatino/ doxorrubicina). Consulte más información en *NCCN Guidelines for Patients: Sarcoma de tejidos blandos* en NCCN.org/patientguidelines y en la aplicación NCCN Patient Guides for Cancer.

**Localizaciones frecuentes de los osteosarcomas. Suelen estar en las zonas donde crece más rápido.**

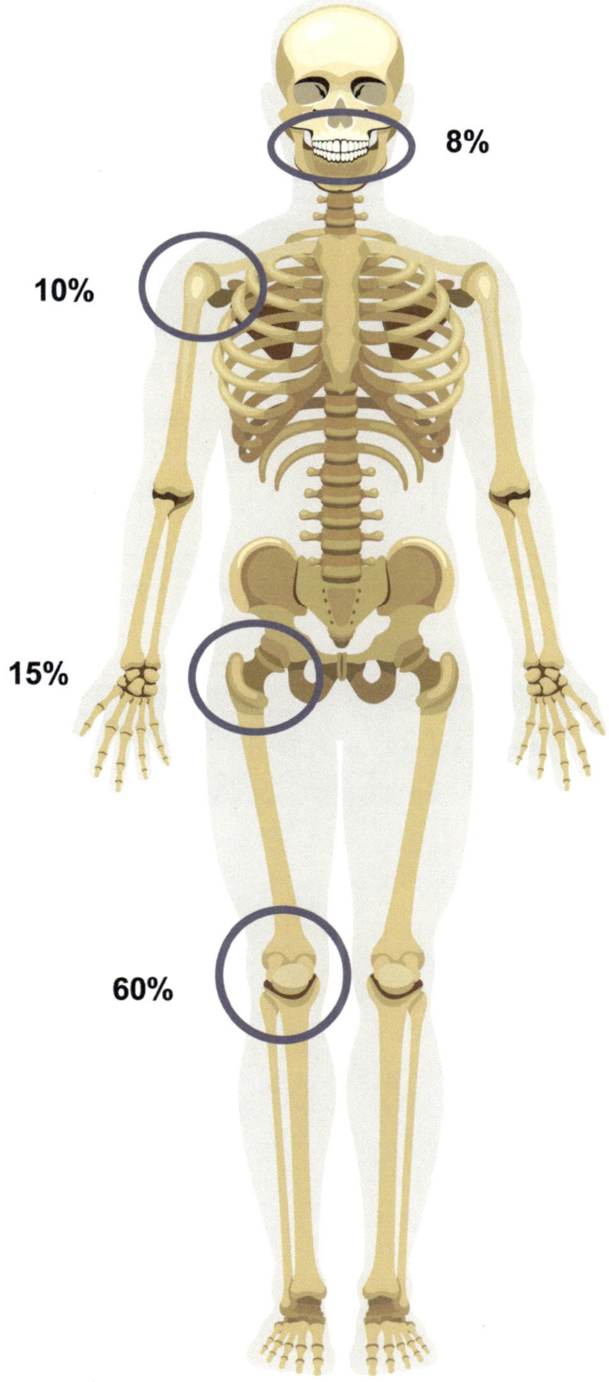

## Tratamiento farmacológico

La quimioterapia y otros tratamientos farmacológicos forman parte del tratamiento para el osteosarcoma. Las quimioterapias de primera línea son las que se administran en primer lugar. Las opciones de tratamiento farmacológico de segunda línea se utilizan cuando la enfermedad avanza, no responde a las opciones de primera línea o reaparece. Consulte la **Guía 2** y la **Guía 3**.

> **"El cáncer puede robarle la energía de manera temporal, pero no puede robarle su ardiente deseo de recuperarla por completo".**

**Guía 2**
**Osteosarcoma: opciones de tratamiento farmacológico inicial**

| | |
|---|---|
| **Opciones preferidas** | • Cisplatino, doxorrubicina<br>• Metotrexato de dosis alta, cisplatino, doxorrubicina, leucovorina |
| **Otras opciones recomendadas** | • Cisplatino, doxorrubicina, ifosfamida, mesna, metotrexato de dosis alta, leucovorina |

**Guía 3**
**Osteosarcoma: opciones de tratamiento farmacológico de segunda línea**

| | |
|---|---|
| **Opciones preferidas** | • Ifosfamida de dosis alta, mesna con o sin etopósido<br>• Regorafenib<br>• Sorafenib |
| **Otras opciones recomendadas** | • Cabozantinib<br>• Ciclofosfamida, topotecán<br>• Gemcitabina con o sin docetaxel<br>• Everolimus, sorafenib |
| **Útil en algunos casos** | • Ciclofosfamida, etopósido, mesna<br>• Carboplatino, etopósido, ifosfamida, mesna<br>• Metotrexato de dosis alta<br>• Etopósido, metotrexato de dosis alta, ifosfamida, mesna<br>• Radio 223 para la enfermedad recidivante o resistente al tratamiento posterior al tratamiento de segunda línea |

# Osteosarcoma de bajo grado

El tratamiento del osteosarcoma de bajo grado consiste en la extirpación quirúrgica del tumor, normalmente sin quimioterapia. Es posible que se realice un tratamiento farmacológico después de la cirugía si una parte del tumor es de un grado mayor de lo esperado.

El osteosarcoma que crece fuera del hueso normalmente solo requiere cirugía.

Sin embargo, ciertos tipos de osteosarcomas óseos externos, donde las células se han vuelto más primitivas, no se consideran tumores de bajo grado y deben tratarse como de alto grado.

## Osteosarcoma en la superficie del hueso

El osteosarcoma perióstico se origina en la superficie del hueso. El tratamiento consiste en una cirugía para extirpar el tumor sin que quede cáncer en el cuerpo (márgenes negativos). Puede administrarse un tratamiento farmacológico sistémico antes de la cirugía para reducir el tamaño del tumor o la cantidad de cáncer.

# Osteosarcoma de alto grado

## Tratamiento farmacológico

El tratamiento para el osteosarcoma de alto grado suele comenzar con quimioterapia. El objetivo de la quimioterapia es destruir la mayor cantidad de células cancerosas que sea posible antes de la cirugía.

Después de la quimioterapia, se le realizarán estudios de diagnóstico por imágenes para controlar su cáncer y evaluar la eficacia de la quimioterapia y, luego, se planificará la cirugía. Para conocer las opciones de quimioterapia prequirúrgicas, consulte la **Guía 2**.

### Diferencia entre diagnóstico y pronóstico

¿Qué diferencia hay entre diagnóstico y pronóstico? Estas dos palabras suenan parecidas, pero son muy diferentes.

**Diagnóstico:** la identificación de una enfermedad basada en pruebas.
El diagnóstico indica qué enfermedad padece.

**Pronóstico:** la evolución y el resultado probables de una enfermedad. El pronóstico predice cómo evolucionará su enfermedad.

Es posible que reciba quimioterapia después de la cirugía, según el resultado de esta intervención. Esto puede depender de si todavía hay tumores o células cancerosas en el cuerpo después de la cirugía. La mayoría de las personas jóvenes reciben quimioterapia adicional después de la intervención quirúrgica.

## Cirugía o tratamiento de control local

Los osteosarcomas de alto grado también se tratan con cirugía para extirpar todo el cáncer que se puede observar en el cuerpo con una RM o una TC. Los estudios de diagnóstico por imágenes ayudan a determinar si el osteosarcoma puede extirparse con cirugía.

La mayoría de los osteosarcomas se pueden extirpar mediante intervención quirúrgica, con el objetivo de obtener un margen **negativo**, es decir, extirpar la mayor parte posible del tumor de la forma más segura posible. Esto podría requerir una cirugía con preservación de las extremidades o una amputación.

En casos excepcionales, el tumor no se puede extirpar con cirugía. En esta situación, el tratamiento consiste en radioterapia o tratamiento sistémico.

## Cáncer metastásico en el momento del diagnóstico

A veces, se encuentran más tumores cancerosos en los órganos internos, además de estar en los huesos. Estos suelen ser resecables y se denominan tumores metastásicos.

Estos se pueden tratar con cirugía (si es posible), tratamiento farmacológico, radioterapia u otros tratamientos como la ablación. Antes de comenzar el tratamiento farmacológico, se puede realizar una prueba de biomarcadores para evaluar si existen dianas moleculares sobre las que pueda actuar un fármaco específico.

## Vigilancia

Después de completar el tratamiento, se hará controles periódicos para detectar si hay signos de que el cáncer ha regresado, lo que se conoce como vigilancia.

La vigilancia incluye exámenes físicos, análisis de laboratorio, estudios de diagnóstico por imágenes, evaluaciones del movimiento funcional y consultas periódicas con el cirujano ortopédico y el oncólogo.

## Si el cáncer regresa

Si el cáncer reaparece, el tratamiento consiste en un tratamiento farmacológico o una nueva cirugía. La cirugía no siempre es una opción. En la **Guía 3**, puede encontrar una lista de todas las opciones de tratamiento farmacológico sistémico.

**"Defienda sus intereses. Converse con alguien que haya pasado por lo mismo que usted. Haga muchas preguntas, incluso las que tenga miedo de hacer. Tiene que protegerse y cerciorarse de tomar las mejores decisiones y recibir la mejor atención para su caso en particular".**

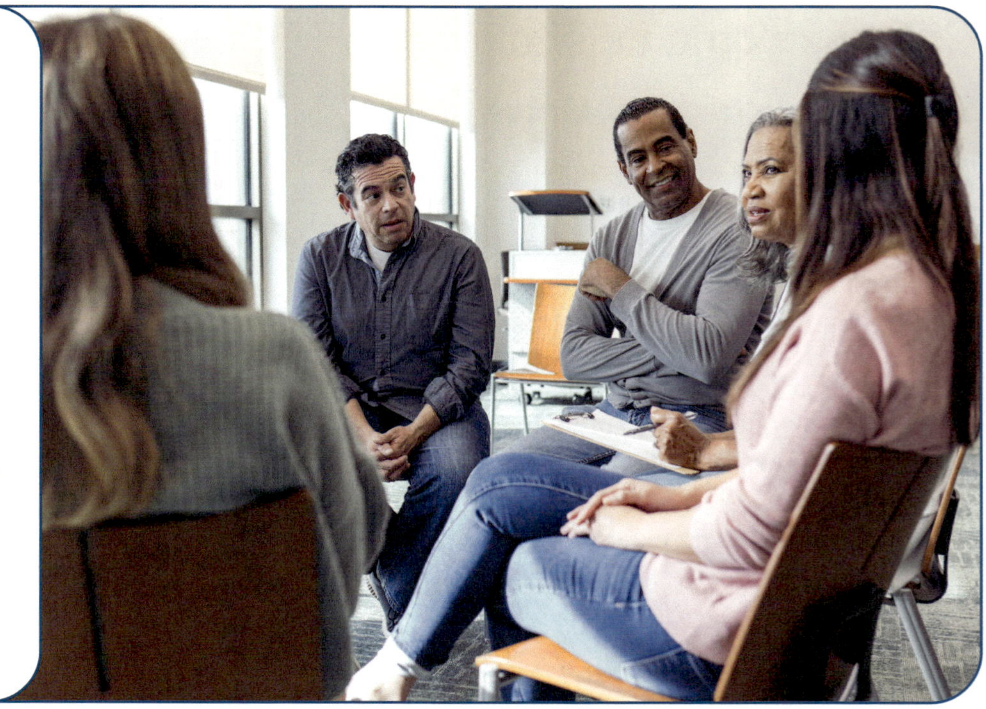

Estos son los tratamientos para la recidiva y la progresión de la enfermedad:

- Cirugía para extirpar el tumor (si es posible).
- Ensayo clínico.
- Radioterapia (puede incluir radiofármacos).
- Embolización/ablación (consulte *Destrucción directa de los tumores* en el Capítulo 3).
- Mejor tratamiento complementario.

Después del tratamiento para la recidiva, se le harán estudios de diagnóstico por imágenes. Si el cáncer ha respondido al tratamiento, se hará controles para detectar la reaparición del cáncer o su empeoramiento.

## Puntos clave

- El osteosarcoma es el tipo más común de cáncer de huesos. Suele presentarse alrededor de la rodilla o el hombro.
- El tratamiento más frecuente consiste en un tratamiento farmacológico y la cirugía. Algunos osteosarcomas solo requieren cirugía.
- Los osteosarcomas pueden hacer metástasis en los pulmones, los huesos o los órganos internos. Estas metástasis a veces son resecables con cirugía.
- Después de completar el tratamiento, se hará controles para detectar si hay signos de que el cáncer ha vuelto a aparecer. Esto se llama vigilancia.

## Preguntas para hacer

- ¿Qué opción de tratamiento se demostró que es la más efectiva para mi tipo de cáncer, edad, salud general y otros factores?
- ¿Cuáles son las opciones de cirugía disponibles para mi tipo de cáncer?
- ¿Dónde puedo encontrar más información sobre los tipos de cirugía disponibles?
- ¿Puede recomendarme un cirujano con experiencia o un lugar al que pueda acudir para obtener una segunda opinión?
- ¿Cuáles son las ventajas y desventajas de las distintas opciones de cirugía? ¿Quién puede ayudarme a decidir?

# 5
# Sarcoma de Ewing

El sarcoma de Ewing es un grupo de tumores que se originan en el hueso o en los tejidos blandos. El tratamiento inicial suele ser farmacológico.

El sarcoma de Ewing es un tumor canceroso que se origina en los huesos, los músculos, los órganos o los nervios.

Hay dos tipos de sarcomas de Ewing:

- Sarcoma óseo de Ewing
- Sarcoma de Ewing de tejidos blandos (músculos, órganos o nervios)

El sarcoma óseo de Ewing suele aparecer en el fémur, el hueso ilíaco y en los huesos del tórax. Sin embargo, puede afectar a cualquier hueso. Cuando aparece en un hueso largo, la parte central (diáfisis) es el lugar más frecuente.

El sarcoma de Ewing puede extenderse a otras partes del cuerpo, generalmente a los pulmones, otros huesos o la médula ósea.

El sarcoma de Ewing de tejidos blandos es un sarcoma de tejidos blandos como indica su nombre. Consulte más información en *NCCN Guidelines for Patients: Sarcoma de tejidos blandos* en NCCN.org/patientguidelines y en la aplicación NCCN Patient Guides for Cancer.

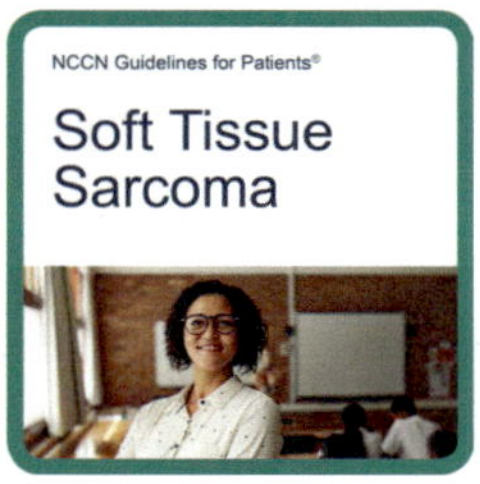


**El sarcoma de Ewing aparece con mayor frecuencia en las zonas más oscuras del hueso que en las más claras.**

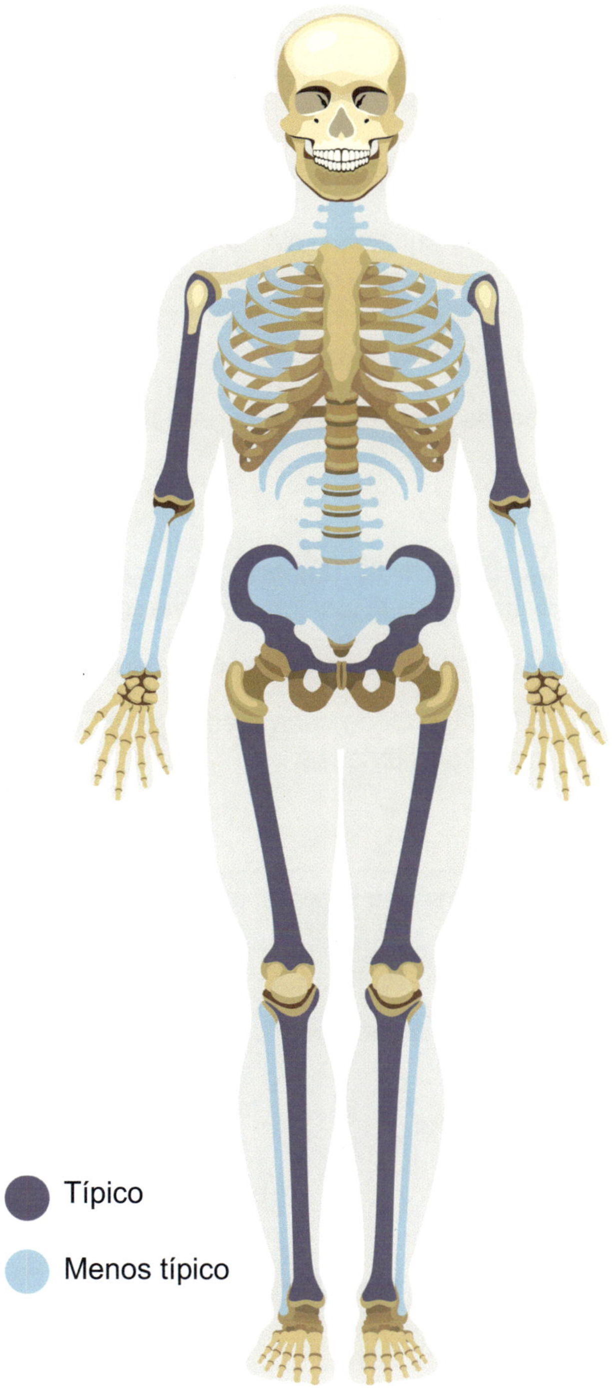

## Tratamiento inicial

La quimioterapia es el primer tratamiento (inicial) para todos los tipos de sarcoma de Ewing. Incluye una combinación de quimioterapias. Esto se denomina poliquimioterapia. Recibirá esta quimioterapia durante al menos nueve semanas.

Para conocer las opciones de tratamiento farmacológico inicial, consulte la **Guía 4**.

## Control del cáncer

Después de la quimioterapia de primera línea, se realizará un control del cáncer. Esto determinará si el cáncer ha mejorado o no responde al tratamiento.

Estas son las posibles pruebas para reevaluar el cáncer:

- TC de tórax
- RM con o sin TC (ambas con medio de contraste) de la localización primaria
- Radiografías de la localización primaria
- TEP-FDG/TC (de cuerpo completo) o gammagrafía ósea

### Enfermedad estable o con mejoría

Si el cáncer ha mejorado con el tratamiento farmacológico o no ha empeorado (permaneció estable), recibirá un nuevo tratamiento. Este tratamiento se centra en la localización principal del tumor.

Puede ser:

- cirugía para extirpar el tumor (escisión amplia). Podría necesitar una cirugía con preservación de las extremidades o una amputación;
- radioterapia.

El objetivo es extirpar quirúrgicamente todo el cáncer o destruir todas las células cancerosas con radioterapia. A veces, se recomienda la cirugía con radioterapia.

Es probable que necesite más ciclos de tratamiento sistémico después de este ciclo. El mejor tratamiento para usted se basará en las recomendaciones de su equipo oncológico y en sus preferencias. La mayoría de las personas jóvenes recibirán un tratamiento sistémico adicional después de la intervención quirúrgica o la radioterapia.

**Guía 4**
**Sarcoma de Ewing: opciones de tratamiento farmacológico inicial**

| | |
|---|---|
| **Opción recomendada** | • VDC-IE: vincristina, doxorrubicina* y ciclofosfamida alternadas con ifosfamida, mesna y etopósido |
| **Otras recomendaciones** | • VAIA: vincristina, doxorrubicina*, ifosfamida, mesna, dactinomicina<br>• VIDE: vincristina, ifosfamida, mesna, doxorrubicina*, etopósido |

* Nota: La doxorrubicina puede reemplazarse por dactinomicina.

## No responde al tratamiento o ha avanzado la enfermedad

Cuando el cáncer no responde o avanza después del tratamiento primario, se puede considerar la radioterapia o la cirugía para prevenir que el cáncer se extienda o aliviar los síntomas.

Si el cáncer sigue avanzando o ha hecho metástasis, las opciones incluyen un tratamiento sistémico de segunda línea o el mejor tratamiento complementario.

Para conocer las opciones de tratamiento sistémico de segunda línea, consulte la **Guía 5.**

## Monitoreo

Después de completar el tratamiento, se hará controles para detectar si hay signos de que el cáncer ha regresado. El cáncer que vuelve a aparecer se llama recidiva. El monitoreo incluye exámenes físicos, análisis de sangre y estudios de diagnóstico por imágenes.

Si el sarcoma de Ewing reaparece, el tratamiento consiste en un tratamiento sistémico con la posibilidad de radioterapia o una nueva cirugía.

**Guía 5**
**Sarcoma de Ewing: opciones de tratamiento para el cáncer recidivante, avanzado o metastásico**

| | |
|---|---|
| **Opciones preferidas** | • Ciclofosfamida, topotecán. Puede añadirse vincristina.<br>• Irinotecán, temozolomida. Puede añadirse vincristina. |
| **Otras recomendaciones** | • Cabozantinib<br>• Docetaxel + gemcitabina. Puede añadirse vincristina.<br>• Ifosfamida de dosis alta, mesna<br>• Regorafenib |
| **Útil en algunos casos** | • Ifosfamida, mesna, carboplatino, etopósido. Puede añadirse vincristina.<br>• Lurbinectedina |

# Cáncer metastásico

El sarcoma de Ewing metastásico es un cáncer que se encuentra en más de una localización. Puede tratarse de un cáncer que se ha extendido desde la localización original o la primera ubicación a otras partes del cuerpo.

El tratamiento del cáncer metastásico en el momento del diagnóstico es diferente del tratamiento del cáncer que ha reaparecido o avanzado. A continuación, se explica el tratamiento del cáncer que se ha extendido o ha hecho metástasis.

## Tratamiento del tumor principal

Este tratamiento se centra en el tumor principal después del tratamiento farmacológico. Las opciones incluyen cirugía, radioterapia, tratamiento farmacológico sistémico o una combinación de estos tratamientos.

Las metástasis pueden tratarse por separado del tumor principal. Los pulmones, los huesos y la médula ósea son los lugares más frecuentes de extensión del cáncer o metástasis. Con frecuencia, los pulmones son más fáciles de tratar que el cáncer que se ha extendido a otros lugares.
El tratamiento de las metástasis pulmonares puede incluir cirugía o radioterapia.

## Cáncer metastásico en el momento del diagnóstico

El tratamiento sistémico es el primer tratamiento para todos los tipos de sarcoma de Ewing, incluido el cáncer metastásico como diagnóstico inicial. El tratamiento sistémico incluye una combinación de quimioterapias. Puede consultar las opciones de tratamiento sistémico para un diagnóstico inicial de sarcoma de Ewing metastásico en la **Guía 6.**

## Cáncer metastásico generalizado

Es el cáncer que se ha extendido a muchos lugares diferentes del cuerpo. El tratamiento del cáncer metastásico generalizado consiste en tratamiento farmacológico con cirugía o radioterapia paliativas para tratar las zonas que causan dolor o molestias. Es posible que se utilicen otras técnicas para tratar las metástasis.

Se pueden realizar pruebas de biomarcadores antes de continuar con el tratamiento farmacológico.

**Guía 6**
**Sarcoma de Ewing: opciones de tratamiento farmacológico para el cáncer metastásico en el momento diagnóstico inicial**

| | |
|---|---|
| **Opciones preferidas** | • Vincristina, doxorrubicina* y ciclofosfamida alternadas con mesna-ifosfamida, mesna y etopósido<br>• Vincristina, doxorrubicina, ifosfamida, mesna y dactinomicina<br>• Vincristina, ifosfamida, mesna, doxorrubicina* y etopósido<br>• Vincristina, doxorrubicina* y ciclofosfamida |

* Nota: La doxorrubicina puede reemplazarse por dactinomicina.

## Puntos clave

- La quimioterapia (un tipo de tratamiento farmacológico sistémico) es el principal o primer tratamiento para el sarcoma de Ewing.
- Después del tratamiento farmacológico sistémico inicial, el tratamiento se centra en la localización principal del tumor. El objetivo es extirpar todo el cáncer mediante cirugía o destruir todas las células cancerosas con radioterapia.
- Después de la cirugía o la radioterapia, puede administrarse otro tratamiento farmacológico sistémico.
- El tratamiento para un diagnóstico inicial de sarcoma de Ewing metastásico es diferente al del cáncer que se ha extendido durante el tratamiento o después de este.
- El cáncer metastásico en el momento del diagnóstico se trata con poliquimioterapia.

## Preguntas para hacer

- ¿Qué tratamientos recomienda y por qué?
- ¿Qué parte de este tratamiento cubre mi seguro?
- ¿Algún tratamiento ofrece una cura? Si no es curable, ¿el tratamiento puede impedir que el cáncer se extienda?
- ¿Es importante el orden de los tratamientos?
- ¿Qué efectos secundarios podría sufrir con este tratamiento?

# 6 Condrosarcoma

El condrosarcoma comienza en las células que forman el cartílago. Por lo general, el tratamiento consiste en una cirugía para extirpar el tumor. Juntos, usted y su equipo de atención médica elegirán un plan de tratamiento para usted.

El condrosarcoma comienza en las células que forman el cartílago. Es más frecuente en el fémur, el brazo o el hueso ilíaco (pelvis).

## Tratamiento de tumores primarios

Las opciones de tratamiento se basan en el tipo y la ubicación del condrosarcoma y en las recomendaciones de su equipo de atención médica. Recuerde que tiene el poder de decidir lo que es mejor para usted. No tratar el tumor es una opción.

### Tumores cartilaginosos atípicos

Son tumores de bajo grado, normalmente benignos, que aparecen en los brazos, los hombros, las piernas y los huesos ilíacos. En ocasiones, estos tumores se transforman en un cáncer más agresivo. Si esto ocurre, se tratará de manera más agresiva.

En el caso del condrosarcoma, el tratamiento preferido es la cirugía para extirpar por completo el tumor con un margen negativo. Algunos tumores de cartílago que no son condrosarcomas pueden tratarse con observación (conducta expectante) o cirugía menos extensa.

**El condrosarcoma aparece en el esqueleto apendicular. El esqueleto apendicular incluye la cintura escapular, las extremidades superiores, la cintura pélvica y las extremidades inferiores. El esqueleto axial incluye el cráneo, la caja torácica y la columna vertebral.**

Reproducido con permiso de Cancer Research UK/Wikimedia Commons.

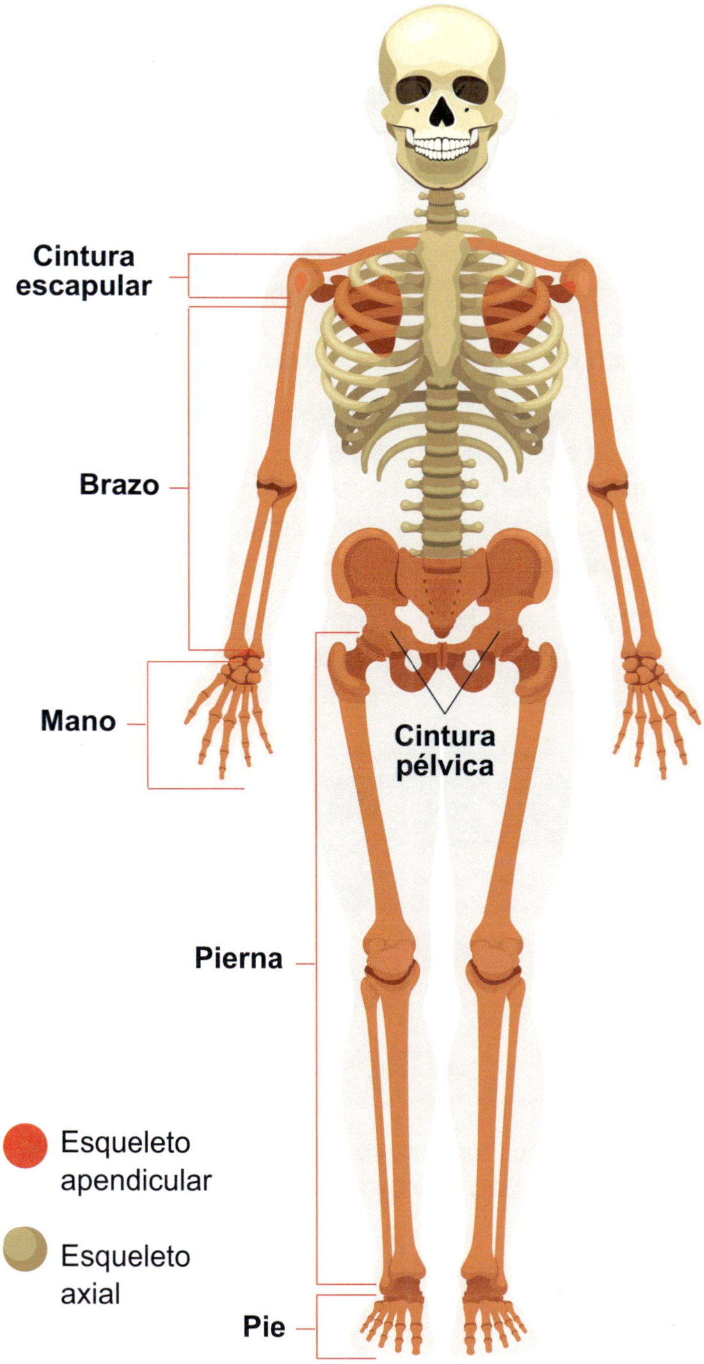

Una vez finalizado el tratamiento, se hará controles mediante las siguientes pruebas para detectar si el tumor vuelve a aparecer:

- Examen físico.
- Radiografías cada 6 a 12 meses durante 2 años, luego una vez al año, según sea necesario.
- Otros estudios de diagnóstico por imágenes, como TC con medio de contraste, RM, radiografía de tórax y gammagrafía ósea, según sea necesario.

### Tumores malignos

Los tumores malignos son propensos a extenderse. Por lo tanto, necesitan un tratamiento más agresivo que los tumores benignos.

Estas son las opciones de tratamiento:

- Si es resecable, el tratamiento preferido es la cirugía para extirpar por completo el tumor. Puede tratarse de una cirugía con preservación de las extremidades o de una amputación.
- Si no es resecable o está cerca de partes importantes, podría administrarse radioterapia.

Después del tratamiento, su equipo de atención médica realizará controles periódicos para asegurarse de que el cáncer no reaparezca. Consulte la **Guía 7**.

## Cáncer metastásico

El cáncer metastásico es el que se ha extendido a otras partes del cuerpo. El tratamiento para el condrosarcoma metastásico se basa en la cantidad de cáncer que se ha extendido.

El tratamiento se centra en reducir el número de metástasis o la cantidad de cáncer.

### Pocas metástasis

Si es posible, se le practicará una cirugía para extirpar todas las metástasis.

La radioterapia es una opción para las metástasis irresecables. También es una opción participar en un ensayo clínico en el que se utilice tratamiento farmacológico sistémico.

| Guía 7<br>Pruebas de seguimiento periódicas para el condrosarcoma |
|---|
| Exámenes físicos. |
| Radiografías, TC y RM según sea necesario. |
| Exploraciones torácicas cada 3 a 6 meses; esto puede incluir una TC de tórax al menos cada 6 meses durante 5 años y, después, cada año durante al menos 10 años. |
| Revisiones en cada consulta para evaluar cómo le está yendo en casa. |

### Cáncer generalizado

Estas son las opciones de tratamiento para el cáncer generalizado:

- Radioterapia, cirugía o tratamientos de ablación (consulte *Destrucción directa de los tumores* en el Capítulo 3) en los lugares que causan síntomas.
- Tratamiento farmacológico sistémico, como dasatinib (Sprycel) o pazopanib (Votrient).
- Ensayo clínico.

Antes de comenzar el tratamiento farmacológico, podrían realizarle pruebas de biomarcadores genéticos. Los tumores que tienen mutaciones específicas pueden recibir determinados medicamentos. Para los tumores con mutaciones en el gen *IDH1*, por ejemplo, ivosidenib (Tibsovo) puede ser una opción.

## Si el cáncer regresa

Se denomina recidiva a la reaparición del cáncer después de un período sin la enfermedad. Cuando hay sospecha de recidiva, a veces se realiza una biopsia para confirmarlo.

Si el cáncer reaparece en el mismo lugar o cerca de él, estas son las opciones de tratamiento:

- **Cirugía** para extirpar por completo el tumor si es posible. Si con la cirugía no se logra extirpar por completo el cáncer, es posible que necesite otras cirugías o que le administren radioterapia.
- **Radioterapia** si el tumor es irresecable.

### Advertencias sobre interacciones de los medicamentos y suplementos

Es posible que se le pida que deje de tomar o evite ciertos suplementos herbarios cuando se someta a un tratamiento sistémico. Algunos suplementos pueden afectar la capacidad de un medicamento para realizar su función. Esto se conoce como interacción de los fármacos.

**Es fundamental hablar con su equipo de atención médica sobre cualquier suplemento que esté tomando. Algunos ejemplos son los siguientes:**

- Cúrcuma
- Ginkgo biloba
- Extracto de té verde
- Hierba de San Juan
- Antioxidantes

Ciertos medicamentos también pueden afectar la capacidad de un medicamento para realizar su función. Los antiácidos, los medicamentos para el corazón o la presión y los antidepresivos son solo algunos de los medicamentos que pueden interactuar con el tratamiento sistémico o los medicamentos del tratamiento complementario que se dan durante el tratamiento sistémico. Por eso, es importante que informe a su equipo de atención médica sobre cualquier medicamento, vitaminas, medicamentos de venta libre, herbarios o suplementos que esté tomando.

**Lleve una lista con usted a cada visita.**

## Puntos clave

- El condrosarcoma comienza en las células que forman el cartílago.
- El tratamiento se basa en el grado del tumor y en si puede extirparse con cirugía.
- La cirugía para extirpar una parte del tumor se limita a los tumores que se consideran no cancerosos. Se prefiere la cirugía para extirpar por completo el tumor.
- El tratamiento primario para el condrosarcoma no metastásico es la resección quirúrgica amplia.
- El objetivo del tratamiento para el condrosarcoma metastásico es reducir el número de metástasis o la cantidad de cáncer en el cuerpo mediante cirugía o radioterapia.
- El ensayo clínico es una opción para el condrosarcoma metastásico.

## Preguntas para hacer

- ¿El tumor es resecable y cómo afecta esto a mis opciones de tratamiento?
- ¿Qué efectos secundarios podría sufrir con el tratamiento?
- ¿Qué decisiones se deben tomar hoy?
- ¿Quién puede ayudarme a decidir qué tratamiento es el mejor para mí?
- ¿Existen opciones de ensayos clínicos para mí?

# 7
# Cordoma

El cordoma es un cáncer de crecimiento lento que suele originarse en la parte inferior de la columna vertebral o en la base del cráneo donde se une con la columna. Puede ser difícil de tratar porque suele crecer en el tejido blando que rodea el hueso.

Los cordomas son un tipo de tumor canceroso que puede aparecer en cualquier parte de la columna vertebral, desde la base del cráneo hasta el coxis. Estos tumores crecen lentamente, invadiendo poco a poco el hueso y los tejidos blandos cercanos, como el cartílago.

Los tumores suelen afectar a estructuras críticas como el tronco encefálico, la médula espinal e importantes nervios y arterias. Por este motivo, los cordomas son difíciles de tratar.

También pueden reaparecer después del tratamiento, habitualmente en el mismo lugar que el primer tumor. Esto se llama recidiva local. En 2 de cada 5 personas, el tumor finalmente se extiende, o hace metástasis, a otras partes del cuerpo.

Para algunos cordomas que tienen estructuras celulares más simples, se recomiendan las quimioterapias a base de antraciclinas o gemcitabina. Consulte más información en *NCCN Guidelines for Patients: Sarcoma de tejidos blandos* en NCCN.org/patientguidelines y en la aplicación NCCN Patient Guides for Cancer.

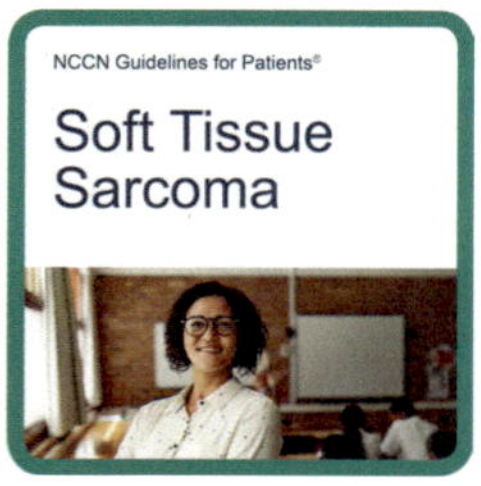


**El cordoma aparece en las zonas resaltadas con mayor frecuencia.**

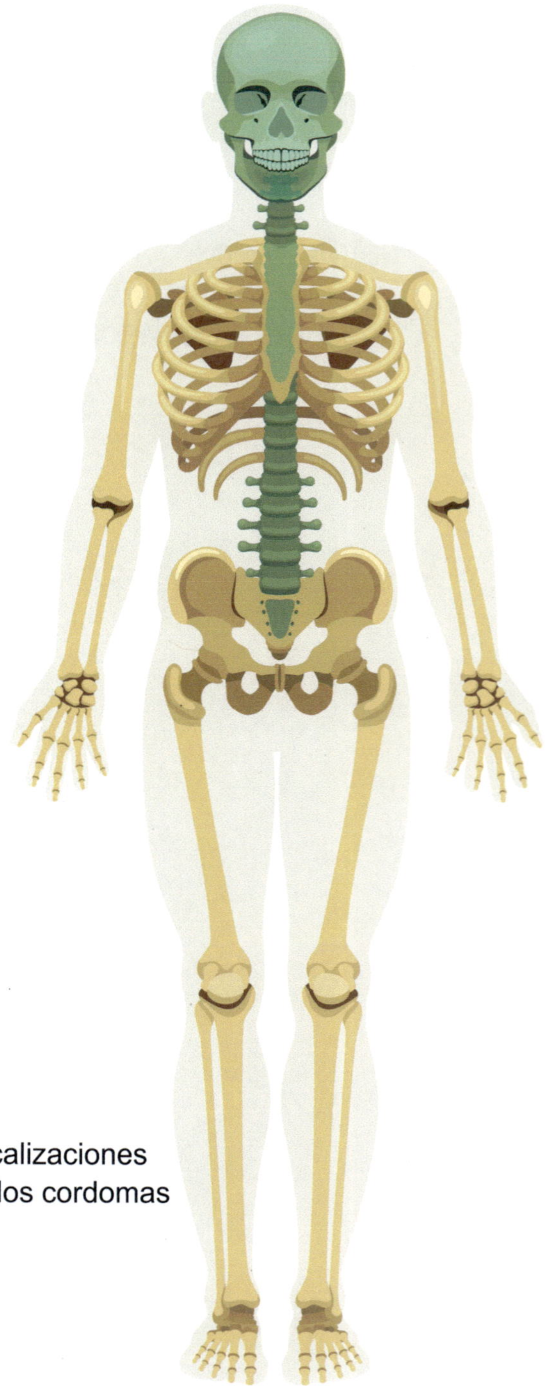

## Tratamiento de los cordomas

Los cordomas se tratan en función de la ubicación del tumor:

- Tumores en la columna vertebral que incluyen la zona lumbar y el coxis (sacrocoxígeos).
- Tumores en la base del cráneo donde se une con la columna.

El tumor resecable se trata con cirugía. El objetivo es extirpar la mayor parte posible del tumor. Los cordomas suelen extenderse fuera del hueso, en los órganos vitales, venas y arterias circundantes. También puede ser necesario extirpar partes de estos tejidos y volver a unirlos.

Los tumores irresecables se pueden tratar con radioterapia.

### Tumores en la columna vertebral

Para los tumores resecables en la columna, la cirugía es la parte más importante del tratamiento. La radioterapia se puede administrar antes, durante o después de la cirugía.

Para los tumores irresecables en la columna, la radioterapia sin cirugía puede ser una opción.

### Tumores en la base del cráneo

En el caso de tumores en la base del cráneo:

- Si el tumor es resecable, se realizará una cirugía. La radioterapia se puede administrar antes, durante o después de la cirugía. Se realizará una RM de seguimiento con medio de contraste para determinar si es necesaria la radioterapia u otra cirugía.
- Si el tumor es irresecable, la radioterapia podría ser una opción.

## Monitoreo

Después de completar el tratamiento, se hará controles para detectar si hay signos de que el cáncer ha vuelto a aparecer. El monitoreo incluye estudios de diagnóstico por imágenes (radiografías, RM o TC) durante un máximo de 10 años o según sea necesario. También puede incluir exploraciones torácicas cada 6 meses y una TC de tórax cada año.

## Si el cáncer regresa

Cuando el cáncer reaparece, se denomina recidiva. En la recidiva local, el cáncer reaparece cerca del sitio donde se encontró el tumor inicial (original). En la recidiva metastásica, el cáncer se encuentra en los huesos u otras partes del cuerpo distantes del lugar original.

El tratamiento para ambos tipos de recidiva puede incluir una o más de las siguientes opciones:

- Cirugía.
- Tratamiento farmacológico.
- Radioterapia.
- Ablación.
- Ensayo clínico.
- El mejor tratamiento complementario para aliviar los síntomas causados por el cáncer y mejorar la calidad de vida.

Los tratamientos podrían usarse solos o en conjunto. La mayoría de las opciones de tratamiento farmacológico para la recidiva del cordoma son tratamientos dirigidos, como imatinib (Gleevec), dasatinib (Phyrago, Sprycel) y sunitinib (Sutent). Se pueden administrar otros tratamientos dirigidos, como pembrolizumab (Keytruda).

## Puntos clave

- Los cordomas se tratan en función de la ubicación del tumor.
- El objetivo de la cirugía es extirpar la mayor parte posible del tumor.
- Los tumores irresecables se pueden tratar con radioterapia.
- Cuando el cáncer reaparece, se denomina recidiva. En la recidiva local, el cáncer reaparece cerca del sitio donde se encontró el tumor inicial. En la recidiva metastásica, el cáncer se encuentra en los huesos u otras partes del cuerpo distantes del lugar original.

## Preguntas para hacer

- ¿Qué tratamientos recomienda y por qué?
- ¿Existen recursos que me ayuden a pagar el tratamiento u otros cuidados que pueda necesitar?
- ¿Algún tratamiento ofrece una cura? Si no es curable, ¿el tratamiento puede impedir que el cáncer se extienda?
- ¿Es importante el orden de los tratamientos?
- ¿Qué efectos secundarios podría sufrir con este tratamiento?

# 8

# Tumor óseo de células gigantes

El tumor óseo de células gigantes (TOCG) suele ser no canceroso (benigno). Sin embargo, es una enfermedad agresiva e impredecible que suele reaparecer. El tratamiento es necesario para prevenir lesiones óseas graves.

El tumor óseo de células gigantes (TOCG) es un tumor poco frecuente, agresivo y no canceroso. Suele aparecer en adultos de entre 20 y 40 años, cuando el crecimiento óseo del esqueleto ha finalizado. Se desconoce la causa de este tipo de tumor.

El TOCG suele desarrollarse cerca de una articulación en el extremo del hueso. La rodilla es la ubicación más común, pero puede encontrarse en los huesos de los brazos y las piernas. También puede afectar a huesos planos, como el esternón o el hueso ilíaco.

El TOCG tiene una fuerte tendencia a reaparecer en el mismo lugar. Esto se llama recidiva local. Aunque es poco frecuente, también puede reaparecer en los pulmones.

Siempre que sea posible, el tratamiento del tumor de células gigantes es la cirugía para extirpar el tumor. El objetivo del tratamiento es evitar daños en el hueso cercano a la articulación afectada.

Antes de comenzar el tratamiento, se le realizará una biopsia para confirmar el diagnóstico. También le harán estudios de diagnóstico por imágenes para ver si el tumor está en una única zona o se ha extendido a lugares distantes.

**El tumor óseo de células gigantes aparece en las zonas más oscuras (la muñeca, la pelvis interior y cerca de las rodillas) con mayor frecuencia.**

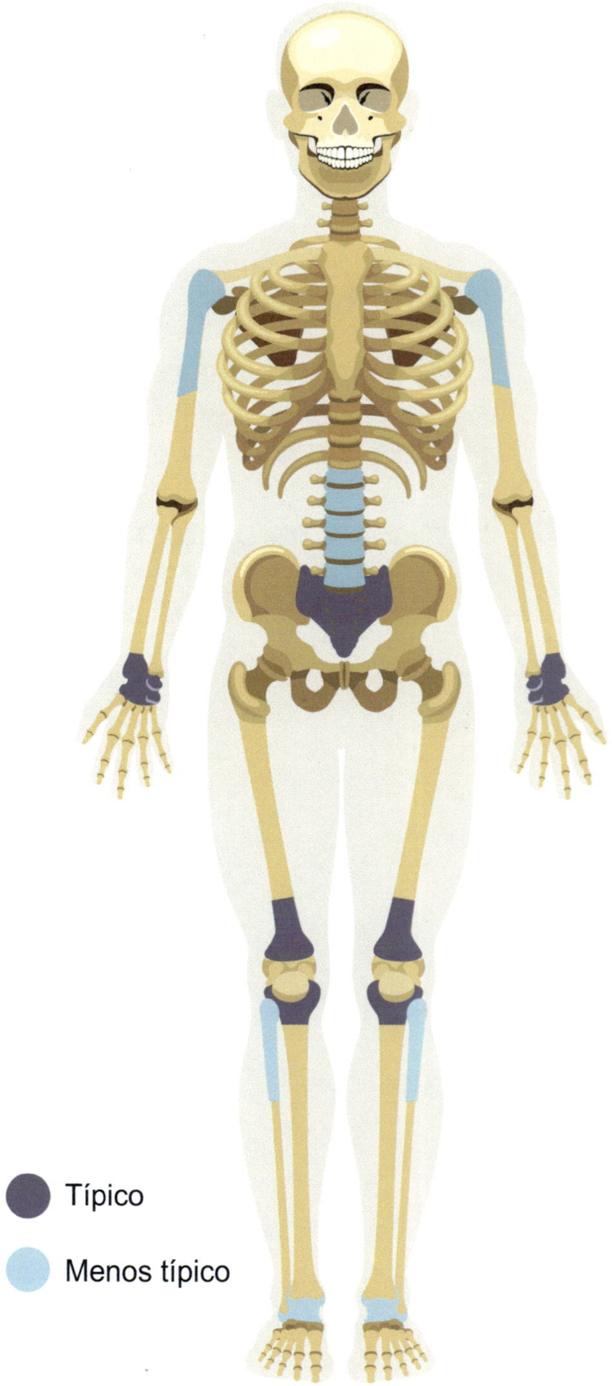

## Enfermedad localizada

En la enfermedad localizada, el tumor se limita a una zona. El tratamiento se basa en si el tumor es resecable o irresecable, así como en su estado general de salud.

### Tumor resecable

El tumor resecable es el que se puede extirpar con cirugía. Con frecuencia, el objetivo de la cirugía es salvar el hueso sano y extirpar todas las células tumorales.

A veces, se requiere una nueva cirugía para extirpar todo el hueso que tiene el tumor. Este tipo de cirugía puede requerir la reconstrucción del hueso o la articulación.

En el momento de la cirugía, el cirujano puede utilizar tratamientos como la ablación o la embolización para ayudar a prevenir que el tumor vuelva a aparecer.

### Tumor irresecable

Un tumor irresecable no se puede extirpar con cirugía. Esto puede deberse a la ubicación o a otros motivos, como tener un problema de salud grave que le impida someterse a una cirugía.

Estas son las opciones de tratamiento para tumores irresecables:

- Denosumab (preferido)
- Embolización (preferido)
- Radioterapia

El denosumab (Xgeva) se administra para prevenir la pérdida de masa ósea y las fracturas. Este medicamento bloquea las señales de las células tumorales para detener el crecimiento del tumor y la destrucción del hueso. Sin embargo, no elimina las células tumorales.

Después del tratamiento se le harán estudios de diagnóstico por imágenes. Si los resultados revelan que el tumor ahora es resecable, se le practicará una cirugía para extirparlo. Si el tumor no puede extirparse con cirugía, se iniciará la vigilancia.

## Vigilancia

La vigilancia es cuando su equipo de atención médica realiza controles para detectar cualquier signo de que el cáncer haya reaparecido después de completar el tratamiento. El monitoreo incluye estudios de diagnóstico por imágenes del sitio de la cirugía. Además, se le realizarán estudios de diagnóstico por imágenes del tórax para detectar metástasis pulmonares.

## Recidiva

El TOCG suele reaparecer en el mismo lugar, lo que se denomina recidiva.

Existe el riesgo de que se extienda a los pulmones. Le harán un estudio de diagnóstico por imágenes del tórax para detectar tumores en los pulmones.

Si se trata de una recidiva local, el denosumab puede administrarse antes de la cirugía para extirpar el tumor primario.

## Cáncer metastásico

El cáncer metastásico en el momento del diagnóstico es diferente de cuando los TOCG se transforman a partir de un tumor inicial, ya que normalmente no son cancerosos. Sin embargo, en algunos casos, los TOCG puede transformarse en un cáncer más agresivo.

Si esto sucede, los TOCG se tratan como los osteosarcomas, que se explica en el Capítulo 4.

En el cáncer metastásico, hay más de un tumor. Aunque el TOCG suele ser benigno, puede extenderse (hacer metástasis) a los pulmones u otros huesos.

- Para los tumores resecables, la cirugía puede extirpar el tumor principal y otras neoplasias.
- Para los tumores irresecables, las opciones incluyen denosumab (preferido), radioterapia u observación. La observación se denomina también "conducta expectante". Pregunte qué puede significar esto en su caso.

**"Manténgase en actividad y aliméntese lo mejor que pueda. Busque una manera de relajarse y tenga una actitud positiva en la medida de lo posible".**

**Tumor óseo de células gigantes**

**Los tumores de células gigantes suelen encontrarse en el extremo del hueso del muslo (fémur).**

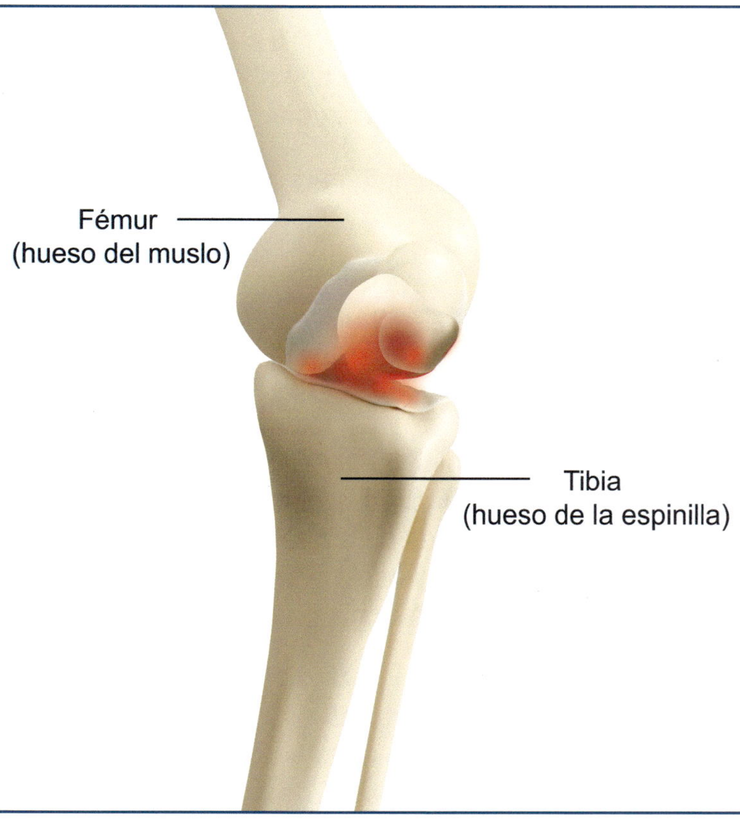

## Puntos clave

- El tumor óseo de células gigantes (TOCG) suele ser benigno (no canceroso). El tumor está formado por muchas células muy grandes o células gigantes que pueden destruir el hueso.
- Siempre que sea posible, el tratamiento del tumor de células gigantes es la cirugía para extirpar el tumor. El objetivo del tratamiento es evitar daños en el hueso cercano a la articulación afectada.
- Antes de iniciar el tratamiento, le harán pruebas para ver si el tumor está en una única zona o se ha extendido a lugares distantes (ha hecho metástasis).
  El tratamiento se basará en si la cirugía es posible.
- En el cáncer metastásico, el TOCG puede extenderse desde el tumor inicial hacia el resto del cuerpo.
- Después de completar el tratamiento, tendrá controles para detectar si hay signos de que el tumor ha vuelto a aparecer, lo que se conoce como recidiva.
- El TOCG suele reaparecer en el mismo lugar. El tratamiento se basa en si se trata de una recidiva local o metastásica.

## Preguntas para hacer

- ¿Qué tratamientos recomienda y por qué?
- ¿Algún tratamiento ofrece una cura? En caso negativo, ¿el tratamiento puede impedir que el cáncer se extienda?
- ¿Es importante el orden de los tratamientos?
- ¿Qué efectos secundarios podría sufrir con este tratamiento?

# 9 Otros recursos

¿Quiere saber más? Aquí le explicamos cómo obtener ayuda adicional.

## Qué más hay que saber

Este libro puede ayudarle a mejorar su atención oncológica. Pero no es el único recurso que tiene.

Puede recibir tanta información y ayuda como necesite. A muchas personas les interesa saber más sobre los siguientes temas:

- Conocer los detalles del tratamiento, especialmente los distintos tipos de cirugía y las ventajas y desventajas de cada tipo.
- Obtener ayuda económica.
- Encontrar un oncólogo y un cirujano expertos en cáncer de huesos.
- Aprender cómo afrontar los efectos secundarios.

## Qué más hacer

Su centro de salud puede ayudar con los próximos pasos. Generalmente, dispone de recursos *in situ* para ayudar a satisfacer sus necesidades y encontrar respuestas a sus preguntas. Los centros de salud también pueden informarle de los recursos existentes en su comunidad.

Además de la ayuda de sus profesionales de atención médica, los recursos enumerados en la siguiente sección proporcionan apoyo a muchas personas como usted. Consulte la lista a continuación y visite los sitios web que se indican para obtener más información sobre estas organizaciones.

## Dónde obtener ayuda

**Bone Marrow y Cancer Foundation**
bonemarrow.org

**Cancer*Care***
cancercare.org

**Imerman Angels**
imermanangels.org

**MedlinePlus**
medlineplus.gov

**MIB Agents**
mibagents.org

**National Cancer Institute (NCI)**
cancer.gov/types

**Northwest Sarcoma Foundation**
nwsarcoma.org

**Stupid Cancer**
Stupidcancer.org

**The Alan B. Slifka Foundation**
slifkafoundation.org

**The Paula Takacs Foundation for Sarcoma Research**
paulatakacsfoundation.org

**Triage Cancer**
triagecancer.org

## Preguntas para hacer

- ¿Con quién debo hablar sobre vivienda, preparación de comidas y otras necesidades básicas?
- ¿Qué ayudas existen para el transporte, el cuidado de los niños y la atención domiciliaria?
- ¿Qué otros servicios están a mi disposición y a la de mis cuidadores?
- ¿Cómo me conecto con otras personas para crear un sistema de apoyo?
- ¿Con quién puedo hablar si no siento seguridad en mi casa, el trabajo o mi barrio?

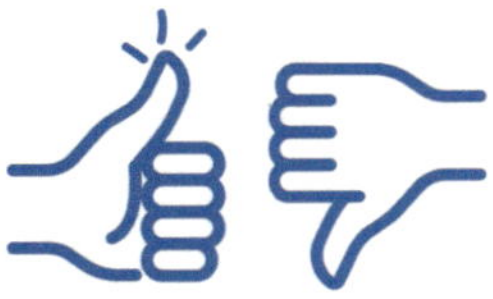

**¡Cuéntenos qué opina!**

**Tómese un momento para completar una encuesta en línea sobre NCCN Guidelines for Patients.**
**NCCN.org/patients/response**

# Palabras que debe conocer

**ablación**
Procedimiento que utiliza frío o calor extremos para destruir las células cancerosas.

**aspiración de médula ósea**
Extracción de una pequeña cantidad de médula ósea líquida que se analiza para determinar si hay una enfermedad.

**biopsia**
Procedimiento mediante el cual se toman muestras de fluidos o tejidos para analizarlas y detectar una enfermedad.

**biopsia de médula ósea**
Extracción de una pequeña cantidad de hueso y médula ósea sólida que se analiza para determinar si hay una enfermedad.

**biopsia por punción con aguja gruesa**
Procedimiento que extrae muestras de tejido con una aguja hueca. También llamada biopsia con aguja gruesa.

**condrosarcoma**
Cáncer que comienza en las células que forman el cartílago.

**cromosomas**
Largas cadenas que contienen paquetes de instrucciones codificadas en las células para generar y controlar las células.

**cuidados paliativos**
Atención médica que incluye el alivio de los síntomas, pero no el tratamiento del cáncer.

**efecto secundario**
Respuesta física o emocional insalubre o desagradable frente al tratamiento.

**embolización**
Procedimiento que trata los tumores mediante la interrupción de su suministro de sangre.

**ensayo clínico**
Estudio sobre la seguridad y la utilidad de las pruebas y tratamientos para las personas.

**gen**
Instrucciones codificadas en las células para crear nuevas células y controlar la forma en que se comportan.

**grado**
Clasificación del aspecto de las células cancerosas normales o anormales cuando se observan en el microscopio.

**hemograma completo**
Análisis de laboratorio que incluye la cantidad de distintos tipos de glóbulos sanguíneos.

**hipercalcemia**
Niveles de calcio en la sangre superiores a los normales.

**inmunoterapia**
Tratamiento con medicamentos que ayudan al organismo a encontrar y destruir las células cancerosas.

**medio de contraste**
Sustancia que se coloca en el cuerpo para que las imágenes que se toman en los estudios de diagnóstico por imágenes sean más claras.

**médula ósea**
Tejido blando similar a una esponja que está en el centro de la mayoría de los huesos donde se producen las células sanguíneas.

**metástasis**
Diseminación de las células cancerosas del primer tumor a un nuevo sitio.

**monitoreo**
Pruebas que se realizan después de terminar el tratamiento para saber si ha reaparecido el cáncer. También se conoce como vigilancia.

**oncólogo**
Médico experto en el tratamiento del cáncer con el uso de medicamentos.

**osteosarcoma**
Cáncer que se origina en las células responsables de la formación de tejido óseo, denominadas osteoblastos.

**progresión**
Crecimiento o propagación del cáncer después de haberse analizado o tratado.

**pronóstico**
El patrón previsto y la evolución de una enfermedad.

**pruebas de biomarcadores**
Análisis de laboratorio que se realiza en una muestra de tejido, sangre u otro fluido corporal para detectar determinados genes, proteínas u otras moléculas asociados con el cáncer. También se denominan pruebas moleculares.

**quimioterapia**
Fármacos que eliminan las células de rápido crecimiento, tanto las cancerosas como las normales.

**radioterapia**
Tratamiento que utiliza rayos de alta energía.

**recidiva**
Reaparición del cáncer después de un período libre de la enfermedad.

**recidiva**
La reaparición o el agravamiento del cáncer después de un período de mejoría.

**resistente al tratamiento**
Tipo de cáncer que no mejora con el tratamiento.

**RM**
Estudio que usa ondas sonoras e imanes potentes para tomar fotografías del interior del cuerpo.

**sarcoma de Ewing**
Cáncer que suele presentarse en los huesos, pero que puede aparecer en los tejidos blandos (órganos).

**sarcoma de tejidos blandos**
Cáncer que se origina en las células de la grasa, los músculos, los nervios, los tendones, los vasos sanguíneos y linfáticos y otros tejidos de sostén del organismo.

**TC**
Estudio que usa rayos x de varios ángulos para tomar imágenes del interior del cuerpo.

**TEP**
Estudio que utiliza material radioactivo para detectar cáncer, enfermedades cardíacas y afecciones cerebrales.

**translocación**
Cuando partes de dos cromosomas (cadenas largas de instrucciones codificadas para controlar las células) se desprenden y se intercambian entre sí.

**tratamiento complementario**
Tratamiento para los síntomas o problemas de salud causados por el cáncer o por su tratamiento. En ocasiones, también se le llama mejor tratamiento complementario.

**tratamiento dirigido**
Tratamiento farmacológico que se dirige a células cancerosas específicas para atacarlas.

**tratamiento farmacológico sistémico**
Tratamiento que actúa en todo el cuerpo.

**tratamiento primario**
Tratamiento principal que se utiliza para eliminar el cáncer del cuerpo.

**tumor primario**
Primera masa de células cancerosas.

**vigilancia**
Pruebas que se realizan después de terminar el tratamiento para saber si ha reaparecido el cáncer. También se denomina monitoreo.

# Colaboradores de NCCN

Esta guía para pacientes se basa en NCCN Clinical Practice Guidelines in Oncology (NCCN Guidelines®) para la detección del cáncer de huesos, versión 1.2026. Fue adaptada, revisada y publicada con la colaboración de las siguientes personas:

Dorothy A. Shead, máster en Ciencias
*Directora ejecutiva de Operaciones de Información para Pacientes*

Tim Rinehart, máster en Ciencias
*Redactor médica*

Susan Kidney
*Especialista ejecutiva en Diseño Gráfico*

La Guía NCCN Clinical Practice Guidelines in Oncology (NCCN Guidelines®) para el cáncer de huesos, versión 1.2026 fue elaborada por los siguientes miembros del panel de NCCN:

Dra. J. Sybil Biermann, presidente
*University of Michigan Rogel Cancer Center*

Dra. Angela Hirbe, doctora en Medicina/ vicepresidente
*Siteman Cancer Center at Barnes-Jewish Hospital and Washington University School of Medicine*

Dra. Shivani Ahlawat
*Johns Hopkins Kimmel Cancer Center*

Nicholas M. Bernthal, máster en Ciencias
*UCLA Jonsson Comprehensive Cancer Center*

Dr. Odion Binitie
*Moffitt Cancer Center*

Dra. Sarah Boles
*UC San Diego Moores Cancer Center*

Dr. Brian Hill, doctor en Medicina
*Duke Cancer Institute*

Dra. Alexandra K. Callan
*UT Southwestern Simmons Comprehensive Cancer Center*

Dra. Cara Cipriano, máster en Ciencias
*Abramson Cancer Center, University of Pennsylvania*

Dr. Lee D. Cranmer, doctor en Medicina
*Fred Hutchinson Cancer Center*

Dra. Jessica L. Davis
*Indiana University Melvin and Bren Simon Comprehensive Cancer Center*

Dr. Eric Donnelly
*Robert H. Lurie Comprehensive Cancer Center, Northwestern University*

* Ann Graham
*MIB Agents Osteosarcoma Alliance*

* Dr. John Groundland
*Huntsman Cancer Institute, University of Utah*

Dr. Matthew Hess
*O'Neal Comprehensive Cancer Center, UAB*

Dra. Susan M. Hiniker
*Stanford Cancer Institute*

* Dra. Margo L. Hoover-Regan
*University of Wisconsin Carbone Cancer Center*

Dr. Jason L. Hornick, doctor en Medicina
*Dana-Farber/Brigham and Women's Cancer Center, | University of Utah*

Dr. Brandon Jonard
*Case Comprehensive Cancer Center/ University Hospitals Seidman Cancer Center and Cleveland Clinic Taussig Cancer Institute*

Dr. Joseph B. Kuechle, doctor en Medicina
*Roswell Park Comprehensive Cancer Center*

Dr. Dieter Lindskog
*Yale Cancer Center/Smilow Cancer Hospital*

Dr. Joel L. Mayerson
*The Ohio State University Comprehensive Cancer Center - James Cancer Hospital and Solove Research Institute*

Dr. Sean V. McGarry
*Fred & Pamela Buffett Cancer Center*

Dra. Carol D. Morris, máster en Ciencias
*Memorial Sloan Kettering Cancer Center*

Dr. Daniel Olson
*The UChicago Medicine Comprehensive Cancer Center*

Dr. Peter S. Rose
*Mayo Clinic Comprehensive Cancer Center*

Dr. Victor M. Santana
*St. Jude Children's Research Hospital/ The University of Tennessee Health Science Center*

Dr. Robert L. Satcher, doctor en Medicina
*The University of Texas MD Anderson Cancer Center*

Dr. Herbert Schwartz
*Vanderbilt-Ingram Cancer Center*

Dra. Rebecca M. Shulman
*Fox Chase Cancer Center*

Dra. Catherine Vu
*UC Davis Comprehensive Cancer Center*

Dra. Breelyn A. Wilky
*University of Colorado Cancer Center*

Dra. Rosanna L. Wustrack
*UCSF Helen Diller Family Comprehensive Cancer Center*

## NCCN

Lisa E. Hang, doctora en Medicina
*Científica en oncología/redactora médica sénior*

Frankie Jones
*Especialista en Diseño de Guías*

Megan Lyons, máster en Ciencias
*Científica adjunta/redactora médica*

* Revisaron esta guía para pacientes. Para divulgaciones, visite NCCN.org/disclosures.

# Centros oncológicos de NCCN

Para obtener información de contacto,
visite NCCN.org/cancercenters.

Abramson Cancer Center,
University of Pennsylvania
*Filadelfia, Pensilvania*

Case Comprehensive Cancer Center/
University Hospitals Seidman Cancer Center and
Cleveland Clinic Taussig Cancer Institute
*Cleveland, Ohio*

City of Hope National Medical Center
*Duarte, California*

Dana-Farber/Brigham and Women's Cancer Center |
Mass General Cancer Center
*Boston, Massachusetts*

Duke Cancer Institute
*Durham, Carolina del Norte*

Fox Chase Cancer Center
*Filadelfia, Pensilvania*

Fred & Pamela Buffett Cancer Center
*Omaha, Nebraska*

Fred Hutchinson Cancer Center
*Seattle, Washington*

Huntsman Cancer Institute, University of Utah
*Salt Lake City, Utah*

Indiana University Melvin and Bren Simon
Comprehensive Cancer Center
*Indianápolis, Indiana*

Johns Hopkins Kimmel Cancer Center
*Baltimore, Maryland*

Mayo Clinic Comprehensive Cancer Center
*Phoenix/Scottsdale, Arizona*
*Jacksonville, Florida*
*Rochester, Minnesota*

Memorial Sloan Kettering Cancer Center
*Nueva York, Nueva York*

Moffitt Cancer Center
*Tampa, Florida*

O'Neal Comprehensive Cancer Center, UAB
*Birmingham, Alabama*

Robert H. Lurie Comprehensive Cancer Center,
Northwestern University
*Chicago, Illinois*

Roswell Park Comprehensive Cancer Center
*Búfalo, Nueva York*

Siteman Cancer Center, Barnes-Jewish Hospital
and Washington University School of Medicine
*San Luis, Misuri*

St. Jude Children's Research Hospital/
The University of Tennessee Health Science Center
*Memphis, Tennessee*

Stanford Cancer Institute
*Stanford, California*

The Ohio State University Comprehensive Cancer Center -
James Cancer Hospital and Solove Research Institute
*Columbus, Ohio*

The UChicago Medicine Comprehensive Cancer Center
*Chicago, Illinois*

The University of Texas MD Anderson Cancer Center
*Houston, Texas*

UC Davis Comprehensive Cancer Center
*Sacramento, California*

UC San Diego Moores Cancer Center
*La Jolla, California*

UCLA Jonsson Comprehensive Cancer Center
*Los Ángeles, California*

UCSF Helen Diller Family Comprehensive Cancer Center
*San Francisco, California*

University of Colorado Cancer Center
*Aurora, Colorado*

University of Michigan Rogel Cancer Center
*Ann Arbor, Míchigan*

University of Wisconsin Carbone Cancer Center
*Madison, Wisconsin*

UT Southwestern Simmons
Comprehensive Cancer Center
*Dallas, Texas*

Vanderbilt-Ingram Cancer Center
*Nashville, Tennessee*

Yale Cancer Center/Smilow Cancer Hospital
*New Haven, Connecticut*

# Índice

Made in the USA
Monee, IL
05 November 2026

67987964R00038